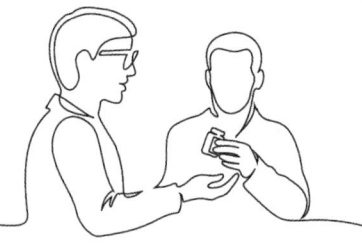

판매 전문가를 위한 마스터 북

건강기능식품
상담의 기술

저자 | 주경미

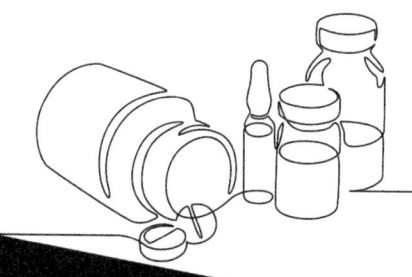

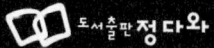

판매 전문가를 위한 마스터 북

건강기능식품 상담의 기술

목차

서문   010

제1부 판매자를 위한 기본정보 가이드

1. 건강기능식품의 개요 및 정의   016
1) 건강기능식품 정의
2) 건강기능식품과 다른 제품과의 비교
3) 건강기능식품 특징
4) 건강기능식품 기능성

2. 판매자가 알아야 할 기본 원칙   019
1) 고객 상담의 핵심 원칙
2) 판매자의 윤리적 책임

3. 건강기능식품의 품질과 원료의 중요성   024
1) 건강기능식품의 품질을 결정하는 요소
2) 건강기능식품 전문가 상담의 필요성

제2부 판매자를 위한 상담법 가이드

1. 상담의 기본 원칙과 전략　　　　　　　　　　028
1) 상담을 시작하는 방법: 고객의 요구와 문제 파악하기
2) 맞춤형 제품 추천을 위한 효과적인 질문법
3) 고객의 이해를 돕는 과학적 자료 제공 방법

2. 약물 복용 중인 소비자를 위한 상담 팁　　　　　032
1) 약물과 건강기능식품 상호작용 예방을 위한 주의점
2) 만성질환 환자를 위한 안전한 제품 추천 방법
3) 안전성을 높이는 사용지침

3. 고객의 믿음을 얻는 전문적 상담 스킬　　　　　035
1) 고객과의 신뢰 구축 방법
2) 복잡한 정보를 쉽게 전달하는 법
3) 지속적인 상담과 사후 관리

4. 고객 맞춤형 제품 추천을 위한 핵심 파악　　　　039
1) 고객의 라이프스타일 분석
2) 고객의 식습관 분석
3) 고객의 건강 목표별 맞춤 추천
4) 고객의 생활 환경 및 직업적 특성 고려

제3부 판매자를 위한 학술 가이드

1. 소화기 건강의 힘　　　　　　　　　　　　　　044
1) 소화기능 개선
2) 배변 활동 원활화
3) 위 건강 보호

2. 면역력 강화의 힘　　　　　　　　　　　052
　　1) 면역력 증진
　　2) 항산화 효과

3. 피로 회복의 힘　　　　　　　　　　　058
　　1) 체내 에너지 생성 촉진
　　2) 근육 회복 촉진
　　3) 스트레스 관리

4. 뼈와 관절의 힘　　　　　　　　　　　065
　　1) 뼈 건강 개선
　　2) 관절 보호
　　3) 연골 건강

5. 심혈관 건강의 힘　　　　　　　　　　070
　　1) 콜레스테롤 관리
　　2) 혈압 관리
　　3) 혈액순환 촉진

6. 피부 건강의 힘　　　　　　　　　　　075
　　1) 피부 탄력
　　2) 피부 보호
　　3) 피부 노화 방지

7. 시력 보호의 힘　　　　　　　　　　　080
　　1) 눈 건강 증진
　　2) 황반 보호
　　3) 눈 피로 회복

8. 체중 관리의 힘　　　　　　　　　　　085
　　1) 체지방 연소 촉진
　　2) 식이조절 보조
　　3) 식욕 조절

9. 뇌 건강의 힘　　　　　　　　　　　　　　　090
　　1) 기억력 향상
　　2) 집중력 증진
　　3) 정신 건강 및 기분 조절

10. 스트레스 완화의 힘　　　　　　　　　　095
　　1) 심리적 안정
　　2) 수면 개선
　　3) 불안 해소

11. 해독의 힘　　　　　　　　　　　　　　　099
　　1) 체내 독소 배출
　　2) 간 건강 보호
　　3) 디톡스 효과

12. 호르몬 균형의 힘　　　　　　　　　　　104
　　1) 여성 호르몬 관리
　　2) 남성 호르몬 관리
　　3) 갑상선 건강

13. 심리적 안정의 힘　　　　　　　　　　　109
　　1) 긴장 완화
　　2) 기분 향상
　　3) 정서 안정

14. 항산화의 힘　　　　　　　　　　　　　　114
　　1) 노화 방지
　　2) 세포 보호
　　3) 염증 억제

15. 체내 pH 균형의 힘　　　　　　　　　　　　　　　　119
　　1) 산-염기 균형
　　2) 이온화 균형
　　3) 산화적 스트레스 완화

제4부 판매자를 위한 10문 10답 가이드

1. 소화기 건강의 힘　　　　　　　　　　　　　　　　126
2. 면역력 강화의 힘　　　　　　　　　　　　　　　　132
3. 피로 회복의 힘　　　　　　　　　　　　　　　　　138
4. 뼈와 관절의 힘　　　　　　　　　　　　　　　　　144
5. 심혈관 건강의 힘　　　　　　　　　　　　　　　　150
6. 피부 건강의 힘　　　　　　　　　　　　　　　　　156
7. 시력 보호의 힘　　　　　　　　　　　　　　　　　162
8. 체중 관리의 힘　　　　　　　　　　　　　　　　　168
9. 뇌 건강의 힘　　　　　　　　　　　　　　　　　　174
10. 스트레스 완화의 힘　　　　　　　　　　　　　　　180
11. 해독의 힘　　　　　　　　　　　　　　　　　　　186
12. 호르몬 균형의 힘　　　　　　　　　　　　　　　　192
13. 심리적 안정의 힘　　　　　　　　　　　　　　　　198
14. 항산화의 힘　　　　　　　　　　　　　　　　　　204
15. 체내 pH 균형의 힘　　　　　　　　　　　　　　　210

제5부 판매자를 위한 상호작용 상담 가이드

1. 건강기능식품+건강기능식품 상호작용   218
    1) 추천이 필요한 조합 & 시너지 작용 기전
    2) 주의가 필요한 조합 & 길항 작용 기전

2. 건강기능식품+식품 상호작용   222
    1) 추천이 필요한 조합 & 시너지 작용 기전
    2) 주의가 필요한 조합 & 길항 작용 기전

제6부 판매자를 위한 키워드 설명 가이드

1. AMPK활성화 (AMPK Activation)   226
2. HDL (High-Density Lipoprotein)   227
3. NAD+와 노화 (NAD+ & Aging)   228
4. SIBO (Small Intestinal Bacterial Overgrowth)   229
5. 갈색지방 (Brown Fat)   230
6. 근감소 (Sarcopenia)   231
7. 도파민 단식 (Dopamine Fasting)   232
8. 미토콘드리아 기능장애 (Mitochondrial Dysfunction)   233
9. 부신피로 (Adrenal Fatigue)   234
10. 서캐디언리듬 (Circadian Rhythm)   235
11. 신경영양 (Neuro-Nutrition)   236

12. 정서적 회복탄력성 (Emotional Resilience)	237
13. 아디포넥틴 (Adiponectin)	238
14. 에스트로겐 우세증 (Estrogen Dominance)	239
15. 염증 (Inflammation)	240
16. 오토파지 (Autophagy)	241
17. 우울장내미생물 (Depression-Associated Microbiota)	242
18. 인슐린저항성 (Insulin Resistance)	243
19. 자율신경균형 (Autonomic Nervous Balance)	244
20. 자연살해세포 (Natural Killer Cells, NK Cells)	245
21. 장누수 (Leaky Gut)	246
22. 장뇌축 (Gut-Brain Axis)	247
23. 케톤대사 (Ketone Metabolism)	248
24. 포드맵 (FODMAP)	249
25. 포스트바이오틱스 (Postbiotics)	250
26. 세로토닌회로 (Serotonin Circuit)	251
27. 글리코바이올로지 (Glycobiology)	252
28. 혈당스파이크 (Glucose Spike)	253
29. 마이크로바이옴 (Microbiome)	254
30. 호르메시스 (Hormesis)	255

제7부 건강기능식품 오해와 진실

1. 건강기능식품은 먹으면 바로 효과가 난다? 258
2. 건강기능식품을 많이 먹을수록 효과가 좋다? 259
3. 건강기능식품은 평생 먹어야 한다? 260
4. 천연 원료는 무조건 합성 원료보다 좋다? 261
5. 건강기능식품은 부작용이 전혀 없다? 262
6. 해외직구 제품이 더 효과가 좋다? 263
7. 비싼 건강기능식품일수록 효과가 좋다? 264
8. 공복에 먹어야 흡수가 잘 된다? 265
9. 여러 가지 건강기능식품을 한꺼번에 먹어도 괜찮다? 266
10. 어린이는 건강기능식품을 먹으면 안 된다? 267
11. 임산부는 모든 건강기능식품을 먹어도 안전하다? 268
12. 건강기능식품은 질병을 치료할 수 있다? 269
13. 건강기능식품은 먹으면 바로 효과가 난다? 271
14. 건강기능식품은 의약품보다 효과가 약하다? 272
15. 식품만으로도 충분한 영양을 섭취하면 건강기능식품은 필요 없다? 273

부록 건강기능식품 상담 연습: 실전 사례 40가지 276

참고문헌 296

서문

건강기능식품, 과학적 이해와 현명한 선택을 위한 안내서

현대 사회는 빠르게 변화하고 있다. 특히 초고령화 시대에 접어들면서 건강에 대한 관심과 투자가 꾸준히 증가하고 있다. 소비자들이 건강을 지키고 질병을 예방하기 위해 다양한 건강기능식품을 찾게 되면서 건강기능식품 시장도 급격하게 성장하고 있다. 하지만 무분별한 정보와 과장된 광고가 범람하면서 소비자와 판매자 모두가 혼란을 겪고 있는 실정이다.

건강기능식품은 올바르게 활용하면 건강 유지와 질병 예방에 큰 도움이 될 수 있다. 하지만 잘못된 정보에 의존하거나, 약물과의 상호작용을 고려하지 않은 채 섭취하면 오히려 건강에 악영향을 줄 수도 있다. 특히 만성질환을 앓고 있는 환자들에게는 건강기능식품의 오용과 남용이 치료 효과를 방해할 수 있기 때문에 더욱 신중한 접근이 필요하다.

그렇다면 건강기능식품을 판매하는 사람들은 어떤 역할을 해야 할까? 단순히 제품을 판매하는 것을 넘어, 소비자가 올바른 선택을 할 수 있도록 안내하는 전문가가 되어야 한다. 이 책은 건강기능식품을 판매하는 의약사, 건강식품 판매자, 상담사 등이 고객에게 보다 정확하고 과학적인 정보를 제공할 수 있도록 하기위해 기획되었다.

이 책에서는 건강기능식품의 기본 개념부터 판매자가 반드시 알아야 할 상담의 원칙, 제품 추천 방법, 안전한 사용법까지 15가지 주요 건강 주제별로 구체적으로 정리하였다. 또한, 각 주제에서는 인체 생리와 기능성 성분이 어떻게 작용하는지를 쉽게 설명하여, 판매자가 보다 전문적인 상담을 할 수 있도록 구성하였다.

이 책의 구성

1부 '판매자를 위한 기본정보 가이드'에서는 건강기능식품의 정의와 특징, 그리고 판매자로서의 기본적인 원칙을 다룬다. 건강기능식품의 개념을 명확히 하고, 판매자로서 갖추어야 할 기본적인 태도와 윤리적인 판매 원칙을 설명한다.

2부 '판매자를 위한 상담법 가이드'에서는 판매자가 고객과 효과적으로 소통하는 방법, 상담 전략, 그리고 약물 복용 중인 고객을 위한 맞춤형 상담 팁을 소개한다. 또한 건강기능식품의 원료와 제품의 기능간의 연관성을 설명하면서 고객과 신뢰를 쌓고, 과학적인 근거를 바탕으로 건강기능식품을 추천하는 방법을 설명한다.

3부 '판매자를 위한 학술 가이드'에서는 소화기 건강, 심리적 안정, 면역력, 수면 건강, 에너지 증진 등 15가지 주요 건강 주제별로 건강기능식품의 역할과 활용법을 다룬다. 각 주제별로 건강기능식품이 인체에 어떻게 작용하는지, 어떤 제품을 어떻게 추천해야 하는지, 주의해야 할 사항은 무엇인지 구체적으로 설명한다.

4부 '판매자를 위한 10문 10답 가이드'에서는 소비자가 가장 궁금해하는 10가지 질문을 선정하여 다빈도 Q&A 형식으로 명확한 답변을 제공한다. 소비자들은 건강기능식품을 선택하는 과정에서 다양한 궁금증을 가지며, 특히 기능성과 안전성에 대한 질문이 많다. 이 책에서는 건강기능식품을 판매하는 입장에서 소비자들이 자주 묻는 질문들을 정리하고, 과학적 근거를 기반으로 명확하고 신뢰할 수 있는 답변을 제공한다. 이를 통해 판매자는 소비자의 궁금증을 효과적으로 해소하고, 신뢰를 쌓을 수 있을 것이다.

5부 '판매자를 위한 상호작용 상담 가이드'에서는 건강기능식품 간의 시너지 효과와 길항 작용에 대한 이해를 돕고, 이를 상담에 활용할 수 있도록 구성했다. 건강기능식품은 단독으로 섭취할 때보다 적절한 조합을 통해 더 큰 효과를 낼 수 있으며, 반대로 특정 성분 간의 상호작용으로 인해 기대와 다른 결과가 나타날 수도 있다. 이 책에서는 과학적으로 검증된 시너지 및 길항 작용 사례를 정리하고, 판매자가 소비자에게 보다 전문적이고 신뢰도 높은 상담을 제공할 수 있도록 실용적인 팁을 제시한다. 이를 통해 건강기능식품 판매자는 소비자의 건강 목표에 맞춘 최적의 제품을 추천하고, 안전한 복용법을 안내할 수 있을 것이다.

6부 '판매자를 위한 키워드 설명 가이드'에서는 소비자가 주로 호소하는 증상과 관련된 20개 핵심 키워드를 선정하여 상세히 설명한다. 예를 들어, 부신피로 (Adrenal Fatigue), 서카디언리듬 (Circadian Rhythm), 정서적 회복탄력성 (Emotional Resilience), 에스트로겐우세증 (Estrogen Dominance) 등의 키워드를 중심으로 용어의 개념, 신체에 나타나는 증상, 고객에게 쉽게 설명하는 방법, 보충 설명할 내용을 체계적으로 정리하였다. 이를 통해 판매자는 소비자의 호소하는 증상에 대한 건강 키워드를 연결하여 증상의 기전을 파악하고 주요 건강 고민을 이해하고, 보다 맞춤형 상담을 진행할 수 있을 것이다.

7부 '건강기능식품 오해와 진실'에서는 건강기능식품에 대한 대표적인 오해와 진실을 과학적 근거를 바탕으로 명확히 밝힌다. 많은 소비자들은 건강기능식품에 대해 잘못된 정보를 접하고 있으며, 이러한 오해가 때때로 불신으로 이어지기도 한다. 예를 들어, "식품만으로 충분한 영양을 섭취할 수 있으니 건강기능식품은 필요 없다?", "천연 원료는 무조건 합성 원료보다 좋다?", "여러 가지 건강기능식품을 한꺼번에 먹어도 괜찮을까?" 등의 질문에 대해 과학적 연구와 데이터를 기반으로 설명하고, 판매자가 소비자와 상담할 때 쉽게 전달할 수 있도록 대화 예시를 제공한다. 이를 통해 판매자는 단순히 소비자의 오해를 바로잡는 데 그치지 않고, 소비자와 효과적인 방법으로 소통하여 올바른 선택을 할 수 있도록 도울 것이다.

이 책의 마지막에는 '건강기능식품 상담 연습: 실전 사례 40가지'라는 부록을 추가하여, 독자들이 실제 상담 현장에서 활용할 수 있도록 구성하였다.

앞선 1부부터 7부까지의 내용을 익힌 후, 이를 실전에 적용하는 과정에서 보다 효과적인 상담이 이루어질 수 있도록 돕기 위한 것이다. 고객이 자주 호소하는 대표적인 증상 40가지를 선정하여 각 사례별로 고객이 증상을 호소하면 상담자가 이를 단순히 제품 추천으로 이어가는 것이 아니라, 증상이 발생하는 기전을 논리적으로 분석하고, 그에 따른 상담 방향을 설정한 후, 적절한 추천 처방을 제공하는 과정을 연습할 수 있도록 구성하였다.

이와 같은 논리적인 흐름을 통해 상담을 반복적으로 학습함으로써 실전 상담 능력을 자연스럽게 향상시킨다면 단순한 제품 판매를 넘어, 고객의 건강 문제를 해결하는 전문적인 상담자로서의 역량을 키울 수 있을 것이다.

이 책은 단순한 판매 가이드를 넘어, 건강기능식품에 대한 올바른 이해와 윤리적인 판매 문화를 정착시키는 데 기여하고자 한다. 건강기능식품에 대하여 정확하게 알고 상담에 활용하는 것이야말로, 고객의 건강을 책임지는 첫걸음이다. 이 책을 통해 건강기능식품을 다루는 모든 분들이 보다 전문적인 지식을 쌓고, 소비자에게 신뢰받는 건강 파트너로 성장하기를 바란다.

저자 **주 경 미** 드림

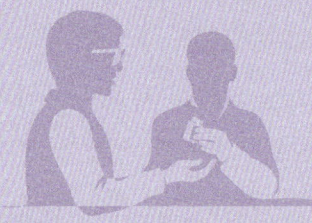

건강기능식품 상담의 기술
: 판매 전문가를 위한 마스터 북

제1부

판매자를 위한
기본정보 가이드

제 1 부
판매자를 위한 기본정보 가이드

1. 건강기능식품 개요 및 정의

1) 건강기능식품의 정의

건강기능식품은 일상적인 식사에서 부족하기 쉬운 영양소를 보충하고, 인체에 유용한 기능성을 가진 원료나 성분을 사용하여 제조한 식품으로, 건강을 유지하거나 증진하는데 도움을 주는 식품이다. 건강기능식품은 동물 시험, 인체 적용 시험 등을 통해 기능성 원료의 효능을 평가한 후 식품의약품안전처(식약처)에서 기능성을 인정한 식품이다.

건강기능식품의 기능성은 의약품과 같이 질병의 직접적인 치료나 예방을 하는 것이 아니라, 인체의 정상적인 기능을 유지하거나 생리기능 활성화를 통하여 건강을 유지하고 개선하는 것을 말하므로, 건강기능식품을 질병을 치료하는 의약품과는 명확히 구별해서 상담하고 판매해야 한다.

건강기능식품의 기능성원료는 식품의약품안전처에서 「건강기능식품 공전」에 기준 및 규격을 고시하여 누구나 사용할 수 있는 고시된 원료와 개별적으로 식품의약품안전처의 심사를 거쳐 인정받은 영업자만이 사용할 수 있는 개별인정 원료로 나눌 수 있다.

고시형 원료

「건강기능식품 공전」에 등재된 원료로서, 비타민, 무기질, 식이섬유 등 영양소가 포함되며 공전에 등재된 원료는 정해진 제조기준, 규격, 최종제품 요건을 충족할 경우 별도의 개별 인정 절차 없이 기능성 원료로 사용할 수 있다.

개별인정형 원료

「건강기능식품 공전」에 등재되지 않은 원료로서, 업체(영업자)는 원료의 안전성, 기능성, 기준 및 규격 등에 대한 자료를 제출하여 관련 규정에 따른 평가를 통해 기능성 원료로 인정받아야 한다. 식품의약품안전처장이 개별적으로 기능성을 인정한 개별인정형 원료는 승인을 받은 업체만이 해당 원료를 제조·판매할 수 있다.

2) 건강기능식품과 다른 제품들과의 비교

건강기능식품

건강기능식품은 「건강기능식품에 관한 법률」에 따라 일정 절차를 거쳐 제조된 제품으로, 제품에는 '건강기능식품'이라는 문구나 인증 마크가 표기되며 해당 제품의 기능성이 명확히 표시되어 있다.

건강보조식품

건강보조식품은 2002년 이전에 사용되던 용어로, 당시 식품공전에 수록되었던 제품들이 존재했으나 과학적 근거가 부족하여 건강기능식품이라는 법이 제정된 후 현재는 건강보조식품이라는 용어는 사용되지 않는다.

일반식품(또는 건강식품)

일반식품은 건강에 좋다고 알려져 섭취되어 온 식품으로, 식품의약품안전처의 검증을 거치지 않은 제품으로, 이는 건강기능성을 주장하지 못하며, 기능성을 포함하지 않은 제품이다.

의약품과의 차이

건강기능식품은 인체의 정상적인 기능을 유지하거나 생리적 기능 활성화를 통해 건강을 증진하는 목적을 가지고 있으며, 질병을 치료하거나 예방하는 것을 목적으로 하지 않는다.

반면, 의약품은 약사법에 따라 질병을 진단, 치료, 경감, 또는 예방하는 효과가 있는 제품으로, 유효성이 명시된다.

3) 건강기능식품의 특징

의약품 및 식품 형태
건강기능식품은 의약품의 형태나 식품의 형태와는 다른 것으로, 다양한 제형으로 제공된다.

기능성 원료와 안정성
건강기능식품은 인체에 유용한 기능성 원료나 성분을 함유하고 있으며, 이는 식품의약품안전처에서 인정한 원료로, 건강 증진에 도움을 줄 수 있는 특성을 가지고 있다.

정해진 섭취량
건강기능식품은 1일 섭취량이 정해져 있으며, 기능성과 안정성이 보장되고 사용자가 제품을 안전하게 섭취할 수 있도록 기준 섭취량이 정해져 있다.

4) 건강기능식품의 기능성

일반적으로 건강기능식품은 건강을 유지하는데 필요한 필수 영양소를 제공하는 동시에, 특별한 기능성 원료를 포함하여 건강에 긍정적인 영향을 미치며 그 기능에 따라 3가지 주요 범주로 분류한다:

질병 발생 위험 감소 기능
특정 성분들이 질병 발생의 위험을 감소시킬 수 있는 기능을 가지고 있다. 예를 들어 골다공증 발생 위험 감소라는 기능성이 있는 칼슘과 비타민 D는 골밀도를 높이고, 골다공증 예방에 도움을 줄 수 있는 성분이고, 충치 발생 위험 감소라는 기능성이 있는 자일리톨은 충치 발생을 예방하는 효과가 있는 성분이다.

생리 활성 기능
건강기능식품은 인체의 구조와 기능을 개선하는 생리학적 작용을 통해 건강에 유용한 효과를 제공한다. 예를 들어, 기억력 개선, 피로 회복, 면역력 증진 등이 있다.

영양소 기능

비타민, 미네랄, 단백질, 식이섬유, 필수 지방산 등은 체내에서 정상적인 생리 작용을 유지하고, 부족한 영양소를 보충하여 건강을 유지하는데 중요한 역할을 한다. 예를 들어, 비타민 C는 면역력 강화에 기여하고, 칼슘은 뼈 건강을 유지하는 데 중요하다.

2. 판매자가 알아야 할 기본 원칙

1) 고객 상담의 핵심 원칙

건강기능식품을 판매하는 전문가로서 가장 중요한 원칙은 단순한 제품 추천을 넘어 고객의 건강에 대한 깊은 이해와 과학적 근거에 기반한 정확한 정보 제공이다. 소비자는 제품의 효능에 대해 과학적이고 실질적인 정보를 원한다. 제품을 추천할 때, 과학적 근거에 기반한 정보를 바탕으로, 고객에게 안전하고 신뢰할 수 있는 제품을 제시해야 하며 고객의 개별적인 섭취 목적과 건강 상태를 고려한 맞춤형 상담을 제공해야 한다.

고객이 주로 문의하는 질문에 대해 명확하게 답할 수 있어야 하며, 때로는 의학적 진단이나 치료와의 관계도 명확히 구분해야 한다. 고객에게 어떤 제품이 어떤 기능을 할 수 있는지, 그리고 그 제품을 섭취하는 것이 어떻게 건강에 도움이 될지에 대해 구체적으로 설명해야 하며, 그 효과와 부작용에 대해서도 충분히 설명할 수 있어야 한다.

따라서 고객에게 정확하고 안전한 상담을 제공하기 위해서는, 판매자가 인체 생리와 병태에 대한 기본적인 이해, 건강기능식품의 기능성에 대한 지식, 고객의 질병 및 처방 의약품 복용에 대한 이해가 필수적이다. 다음은 이러한 내용을 반영한 고객 상담의 핵심 원칙을 구체적으로 정리한 내용이다.

인체 생리와 병태에 대한 기본적인 이해

건강기능식품을 추천할 때, 고객의 신체적 상태와 건강 문제를 정확히 파악해야 하며, 이를 통해 적합한 제품을 제시할 수 있어야 한다. 따라서 고객 상담의 첫 번째 핵심 원칙은 인체 생리학과 병태 생리학에 대한 기본적인 내용을 이해하고 각 기능성 성분이 인체 내에서 어떤 방식으로 작용하는지 아는 것이 중요하다. 예를 들어, 비타민 D는 칼슘의 흡수를 촉진하고 뼈 건강을 돕는 기능이 있으므로 두가지가 함께 들어있는 제품을 추천할 수 있을 것이다. 또한 고혈압이나 당뇨병과 같은 만성질환은 건강기능식품과의 상호작용에 영향을 줄 수 있으며, 이들 질환의 기전과 관련된 기본적인 이해가 없으면 잘못된 상담을 할 수 있으므로 고객이 어떤 질환을 앓고 있는지, 그 질환의 메커니즘을 파악한 후에 적절한 제품을 추천할 수 있도록 한다.

건강기능식품의 기능성에 대한 지식

건강기능식품을 추천하는 데 있어 기능성 성분에 대한 이해는 매우 중요하다. 판매자는 각 건강기능식품이 어떤 성분을 포함하고 있으며, 그 성분이 신체에 미치는 영향과 효능을 정확히 알고 있어야 한다. 기능성 성분이 어떤 질병 예방이나 건강 증진에 도움을 줄 수 있는지, 그리고 그 효능에 대해 과학적으로 입증된 근거를 바탕으로 설명할 수 있어야 신뢰할 수 있는 상담이 된다.

예를 들어, 오메가-3 지방산은 심혈관 건강에 도움이 되고, 프로바이오틱스는 장 건강을 촉진하는데 중요한 역할을 하지만 고객의 개별적인 건강 상태가 다르고 고객이 원하는 건강 목표에도 차이가 있으므로 단순히 기능성만 보고 해당 제품을 추천하는 것에 그쳐서는 안 되는 것이다.

고객의 질병과 처방 의약품 복용에 대한 이해

건강기능식품을 추천하는 데 있어 고객이 복용 중인 약물과 건강기능식품의 성분이 상호작용을 일으킬 수 있기 때문에, 고객의 기존 질병과 처방 의약품 복용 상태에 대한 파악은 필수적이다. 예를 들어, 혈압 강하제를 복용 중인 고객에게는 오메가-3나 마그네슘 보충제가 상호작용을 일으킬 수 있고 항응고제를 복용하는 고객에게는 비타민 K가 영향을 줄 수 있다. 이러한 상호작용을 잘못 이해하거나 무시한 채 상담을 진행하면 고객의 건강에 심각한 위험을 초래할 수 있으므로 처방 의약품과 건강기능식품 간의 상호작용에 대한 충분한 이해가 수반되어야 한다. 판매자는 고객이 복용 중인 의약품에 대해 질문하고, 그와 관련된 기능성 성분의 상호작용을 충분히 파악한 후 상담을 진행해야 하고 의약품에 대한 정보가 부족할 때는 전문가에게 연결하여 도움을 받도록 한다.

맞춤형 상담 제공

고객에게 가장 적합한 건강기능식품을 추천하기 위해서는 고객의 건강 상태와 목표에 맞는 맞춤형 상담이 필수적이다. 각 고객은 연령, 성별, 체중, 생활 습관, 기존 질환 등의 차이가 있기 때문에, 동일한 제품이 모든 고객에게 동일한 효과를 발휘하지는 않을 수 있다 예를 들어, 운동을 자주 하는 고객에게는 근육 회복을 돕는 단백질 보충제나 BCAA가 포함된 제품을 추천할 수 있으며, 면역력 강화가 필요한 고객에게는 비타민 C나 아연이 포함된 제품을 추천할 수 있다. 또한, 고객의 생활 습관이나 식습관에 대해 파악한 후 건강기능식품 외에도 식이요법이나 운동 습관 개선 등의 종합적인 접근법을 제시하는 것이 중요하다. 고객이 호소하는 증상과 관련된 제품을 섭취하는 것만으로는 증상을 개선할 수 없는 경우가 많으니 생활요법 등, 전반적인 건강 관리에 대한 조언도 함께 제공해야 한다.

안전성 및 부작용에 대한 명확한 안내

건강기능식품을 추천할 때는 안전성과 부작용에 대한 충분한 안내가 필수적이다. 특정 성분이 과다 섭취되었을 경우 발생할 수 있는 부작용에 대해서도 고객에게 명확하게 설명해야 하며, 사용법을 정확히 안내해야 한다. 예를 들어, 비타민 A는 과다 섭취 시 독성을 유발할 수 있고 특히 흡연하는 경우 크게 영향을 받을 수 있으므로 그 적정량에 대해서도 상담해야 한다. 또한, 기존 질환이나 처방약과의 상호작용 가능성에 대해 언급하고, 필요한 경우 전문의 상담을 권장하는 것도 판매자의 역할이다.

고객과의 신뢰 구축

고객 상담의 가장 중요한 원칙은 신뢰 구축이다. 고객은 자신의 건강에 관련된 정보를 판매자에게 의존할 수밖에 없기 때문에, 정직하고 투명한 태도를 유지해야 한다. 제품의 효과에 대해 과장하거나, 과학적으로 입증되지 않은 정보를 제공하는 것은 고객의 신뢰를 잃게 만들며, 장기적으로는 판매자에게 부정적인 영향을 미친다. 항상 과학적 근거를 바탕으로 정확한 정보를 제공하고, 고객의 건강에 대해 진지하게 고민하는 태도를 유지해야 함을 잊어서는 안 된다.

건강기능식품의 부작용 모니터링과 보고

건강기능식품을 섭취한 후 부작용이 발생할 수 있다. 판매자는 고객에게 부작용 발생 가능성에 대해 충분히 설명하고, 섭취 후 부작용이 발생한 경우 적극적으로 모니터링해야 한다. 부작용은 소화 불량, 두통, 발진, 알레르기 반응 등 다양할 수 있으며, 고객이 경험하는 증상에 대해 신속하게 대응할 수 있어야 한다. 즉, 판매자는 고객이 부작용을 겪었을 때 적절한 대처법을 제시하고, 심각한 부작용이 의심되는 경우 전문가 상담으로 연결해야 하며 부작용 발생 시 이를 관련 기관에 보고해야하는 책임이 있다. 이는 고객의 건강을 보호하고, 제품의 안전성을 지속적으로 모니터링하여 개선할 수 있는 기회를 제공하는 일이므로 적극 참여하도록 한다.

2) 판매자의 윤리적 책임

건강기능식품을 판매하는 전문가로서 윤리적 책임은 단순히 제품을 판매하는 것에 그치지 않고, 고객의 건강과 안전을 최우선으로 고려하는 자세를 요구하는 것이다.

건강기능식품은 단순히 소비자가 구매할 수 있는 제품이 아니라, 그들의 건강과 직결되므로 제품의 효능을 과장하거나 고객이 불필요한 제품을 구매하도록 유도하는 것은 윤리적으로 부적절하다. 건강기능식품의 사용에 대한 과학적 근거가 부족하거나, 의학적 조언이 필요한 상황에서 고객을 잘못 유도하는 것도 큰 문제가 될 수 있다.

따라서 판매자는 정확한 정보를 제공하고, 고객의 선택을 존중하는 태도가 무엇보다도 중요하다. 고객이 건강을 관리하기 위해 건강기능식품을 사용하고자 하는 이유는 다양하므로, 그들의 결정에 불필요한 압박을 가하지 않도록 해야 하며, 전문성을 바탕으로 고객의 의사를 존중하며, 고객이 스스로 올바른 선택을 할 수 있도록 돕는 역할을 해야 하는 것이다.

이와 함께, 판매자는 제품의 품질 관리와 안전성 확보에도 책임을 져야 한다. 제품이 제대로 보관되고, 유통기한이 지나지 않도록 관리하며, 제조사와 유통망에 대해 철저히 파악하고 있다면 이것이야말로 고객에게 신뢰를 주는 것이고 장기적으로 판매자의 신뢰성을 높이는 방법이 될 것이다.

요약하면, 건강기능식품 판매자의 윤리적 책임은 고객의 건강을 최우선으로 고려하며, 안전하고 과학적으로 입증된 제품만을 추천하고, 부작용 모니터링과 보고, 성분 검토 및 상호작용 확인을 통해 고객의 안전을 보장하는 것이다.

또한, 정확한 정보 제공과 맞춤형 상담을 통해 고객의 신뢰를 쌓고, 건강기능식품을 올바르게 활용할 수 있도록 돕는 것이 중요하다. 판매자가 윤리적 책임을 다할 때, 고객은 건강기능식품을 통해 최적의 건강상태를 유지하는데 도움을 받고 판매자는 책임감 있는 역할을 충실히 수행할 수 있기 때문이다.

3. 건강기능식품의 품질과 원료의 중요성

건강기능식품의 효과는 원료의 품질과 직결된다. 원료의 순도, 함량, 안정성이 확보되지 않으면 기대하는 기능성을 발휘하지 못할 뿐만 아니라, 오히려 건강에 해가 될 수도 있다.

최근 건강기능식품 시장에서는 저가 제품의 유통이 증가하면서 품질 논란이 지속되고 있다. 해외직구나 일부 온라인 판매 채널에서 유통되는 제품 중 일부는 원료 품질을 보증할 수 없으며, 특정 원료가 산패되거나 유효성분의 함량이 부족해 실질적인 효과를 기대하기 어려운 경우도 보고되고 있다. 따라서 가격이 지나치게 저렴한 제품은 반드시 그 이유가 있다는 점을 인식할 필요가 있다.

또한, 해외 브랜드 건강기능식품의 가짜 제품이 시중에 유통되면서 소비자 피해 사례가 증가하고 있다. 식품의약품안전처 조사에 따르면 최근 5년간 해외직구 건강기능식품 중 상당수가 품질 부적합 판정을 받았으며, 한국소비자원에도 건강기능식품 관련 피해구제 신청이 지속적으로 증가하고 있다. 이처럼 신뢰할 수 없는 제품은 원료 품질을 보증할 수 없고, 경우에 따라 건강을 해칠 가능성도 있기 때문에 소비자들이 신중하게 선택할 수 있도록 판매자의 역할이 더욱 중요해지고 있다.

이러한 문제를 예방하려면 판매자는 제품의 진위 여부와 원료 품질을 철저히 확인하고, 신뢰할 수 있는 공급망을 통해 정품을 유통해야 한다. 또한 소비자에게 올바른 정보를 제공하여 건강기능식품 선택 시 가격뿐만 아니라 원료의 출처와 품질을 고려하도록 안내하는 것이 중요하다.

1) 건강기능식품의 품질을 결정하는 요소

원료의 순도와 안정성
같은 성분이라도 원산지, 추출 방식, 제조 공정에 따라 품질 차이가 크다. 예를 들어, 오메가-3의 경우 불순물 제거 과정이 충분하지 않거나 산패가 진행된 제품은 체내 흡수율과 효능이 떨어질 수 있다.

유효성분 함량
건강기능식품의 핵심은 유효성분이 일정 수준 이상 함유되어 있어야 한다는 점이다. 식물성 멜라토닌의 경우 역가가 지나치게 낮으면 효과가 기대에 미치지 못할 수 있다.

안전성 검증 여부
건강기능식품이 GMP(우수건강기능식품제조기준) 시설에서 제조되었는지, 중금속 및 유해물질 검사를 통과했는지도 중요한 판단 기준이 된다.

2) 건강기능식품 전문가 상담의 필요성

건강기능식품 판매자는 소비자들이 올바른 성분과 품질이 확보된 건강기능식품을 선택할 수 있도록 제품에 대한 정보를 다양하게 파악하고 있어야 한다.

전문가 상담을 통해 신뢰 구축
약사 및 건강기능식품 전문가와 상담하면 소비자가 올바른 제품을 선택하는 데 도움을 받을 수 있다.

가격이 아닌 가치 중심의 선택

건강기능식품은 단순한 소비재가 아니라 건강을 위한 투자다. 가격이 다소 높더라도 검증된 원료와 제조 공정을 거친 제품이 장기적으로 더 효과적이다.

소비자 교육의 중요성

판매자는 소비자에게 건강기능식품을 선택할 때 가격뿐만 아니라 원료, 함량, 제조 과정 등을 종합적으로 고려해야 한다는 점을 알려야 한다.

제2부

판매자를 위한
상담법 가이드

제 2 부
판매자를 위한 상담법 가이드

1. 상담의 기본 원칙과 전략

건강기능식품 판매자는 고객과의 상담을 통해 그들의 건강 상태와 목표를 파악하고, 그에 맞는 맞춤형 제품을 추천하는 것이 가장 중요하다. 상담의 기본 원칙은 신뢰를 기반으로 한 관계 구축, 고객 중심의 접근법, 정확한 정보 제공이다. 판매자는 고객이 믿고 의지할 수 있는 전문가로서 상담을 진행해야 하며, 그 과정에서 고객이 스스로 자신에게 맞는 제품을 선택할 수 있도록 돕는 것이 핵심이다. 이를 위해 필요한 전략과 실천 방법을 다음과 같이 정리한다.

1) 상담을 시작하는 방법: 고객의 요구와 문제 파악하기

상담의 시작은 고객의 요구와 문제를 정확히 파악하는 것이다. 이는 고객이 원하는 결과를 도출하기 위한 첫걸음이며, 신뢰를 쌓을 수 있는 중요한 과정이다.

경청과 질문을 통한 요구 파악

고객은 각기 다른 건강 고민을 가지고 있기 때문에, 상담자는 적극적인 경청을 통해 고객의 요구를 명확히 이해해야 한다. 단순히 고객이 말하는 것을 듣는 것을 넘어서, 무엇을 원하는지, 어떤 문제를 겪고 있는지를 파악하는 것이 중요하다.

✅ **예시:** 고객이 "요즘 피로가 많이 쌓여서 힘들어요."라고 말했다면, 이를 단순히 피로감으로 듣는 것이 아니라, 피로의 원인을 탐색해야 한다. "피로를 느끼기 시작한 시점이나, 특정 생활 습관에 변화가 있었는지 추가 질문을 통해 피로의 원인을 깊이 파악한다.

고객의 건강 상태와 목표 파악하기

건강기능식품 상담에서 중요한 것은 고객의 건강 상태와 목표를 정확히 아는 것이다. 이를 위해 구체적이고 세부적인 질문을 던져야 한다.

✅ **예시:** "최근에 어떤 건강 문제가 있었나요?" 또는 "체중 감량을 원하시나요, 아니면 체력 증진이 필요하시나요?"라는 질문을 통해 고객의 건강 목표를 이해하고, 그에 맞는 제품을 제안할 수 있다

✅ **예시:** 고객이 소화불량을 호소한다면, 단순히 소화제를 추천하는 것이 아니라 식습관, 스트레스 수준, 수면 패턴 등을 확인하여, 고객의 생활 습관을 반영한 근본적인 해결책을 제시할 수 있도록 한다.

2) 맞춤형 제품 추천을 위한 효과적인 질문법

고객의 요구와 문제를 파악한 후, 그에 맞는 맞춤형 제품을 추천하기 위해서는 효과적인 질문법을 통해 제품 추천의 방향을 명확히 해야 한다.

고객의 상태에 맞는 질문

고객에게 직접적으로 그들의 건강 상태에 맞는 질문을 던짐으로써, 제품 추천을 위한 기초를 다진다. 이런 질문은 고객이 본인에게 필요한 기능성 성분을 인식하게 돕고, 상담자가 어떤 성분이 고객에게 적합한지를 이해하는 데 필수적이다.

✅ **예시:** 고객이 불면증을 겪고 있다고 언급하면, "불면증이 시작된 시점은 언제였나요?" 또는 "불면증이 심한 날에는 어떤 생활 패턴이 있나요?"와 같은 질문을 통해 불면증의 원인을 파악한다. 이 과정에서 고객이 겪고 있는 스트레스 수준, 식습관, 운동량 등을 확인하여 불면증 해결에 도움이 될 수 있는 멜라토닌 등의 제품을 추천할 수 있다.

개별적인 건강 목표에 맞는 질문

고객이 원하는 건강 목표에 맞는 제품을 추천하기 위해서는 구체적인 질문을 통해 그들의 목표를 명확히 이해해야 한다.

✅ **예시:** 고객이 체중 감량을 원한다고 할 때, "체중 감량을 목표로 하는 이유가 무엇인가요?" 또는 "현재 식사 조절이나 운동을 하고 계시나요?"와 같은 질문을 통해 고객의 현재 상태를 파악하고, 그에 맞는 식욕억제, 지방분해, 대사활성, 배설촉진 등의 기능이 있는 제품을 추천할 수 있다.

고객의 기존 질병과 약물 복용 여부 확인

건강기능식품과 기존에 복용하는 약물 간의 상호작용을 피하기 위해, 고객이 현재 복용 중인 약물이나 기저 질환을 확인하는 것이 중요하다. 이 과정은 고객의 질병 치료약에 대한 안전성을 보장하는 데 필수적이다.

✅ **예시:** "현재 복용 중인 약물이 있나요?" 또는 "고혈압, 당뇨 등의 질환이 있으신가요?"라는 질문을 통해 고객이 복용중인 치료약물에 영향이 없는 제품을 추천할 수 있다.

3) 고객의 이해를 돕는 과학적 자료 제공 방법

고객이 제품에 대해 이해하고 신뢰할 수 있도록 하기 위해, 과학적 근거에 기반한 자료 제공은 매우 중요하다. 판매자는 정확하고 신뢰할 수 있는 과학적 자료를 활용하여, 고객이 제품에 대한 정보를 쉽게 이해하고 믿을 수 있도록 해야 한다.

연구 결과와 임상 데이터 보여주기

제품의 효과를 입증하는 과학적 연구 결과나 임상 데이터를 고객에게 제공함으로써, 제품에 대한 신뢰를 높일 수 있다.

✅ **예시:** "이 제품은 특정 연구에서 비타민 C 메가요법이 면역력 증진에 효과적이라는 결과가 나왔습니다." 또는 "이 제품에 포함된 프로바이오틱스는 장 건강 개선에 대한 여러 임상 연구에서 효과를 입증한 성분입니다."와 같은 임상 연구 데이터를 제공하면, 고객은 제품을 신뢰하고 정성을 다해 섭취하게 된다.

비주얼 자료 활용하기

복잡한 과학적 데이터를 고객이 쉽게 이해할 수 있도록 시각적 자료를 활용하는 것이 효과적이다. 그래프, 차트, 다이어그램 등을 사용하면 고객이 정보를 한눈에 파악할 수 있다.

✅ **예시:** 이 제품에 포함된 오메가-3 지방산이 혈액 순환에 미치는 영향을 나타낸 차트를 보여주며, 이 성분이 혈압 감소에 도움을 준다는 연구 결과를 보여줍니다.

2. 약물 복용 중인 소비자를 위한 상담 팁

약물 복용 중인 소비자에게 건강기능식품을 추천하는 것은 상호작용을 고려해야 하기 때문에 세심한 주의가 필요하다. 약물과 건강기능식품 간의 상호작용은 소비자의 건강에 직접적인 영향을 미칠 수 있기 때문에, 판매자는 이를 예방하기 위한 주요 원칙을 숙지하고, 이를 바탕으로 안전한 제품 추천을 해야 한다. 다음에서는 약물과 건강기능식품 간 상호작용을 예방하기 위한 주의점, 만성질환 환자에게 적합한 제품 추천 방법, 그리고 각 약물에 대한 상호작용 체크리스트에 대해 구체적인 예시를 들어 상세히 설명하고 있다.

1) 약물과 건강기능식품 상호작용 예방을 위한 주의점

건강기능식품은 보조적인 역할을 하지만, 약물과 함께 복용할 때 상호작용이 발생할 수 있다. 상호작용은 약물의 효능을 변화시키거나 부작용을 유발할 수 있으므로, 이를 예방하기 위한 주의점은 필수적이다.

약물의 효능을 저하시킬 수 있는 상호작용

일부 건강기능식품은 약물의 효능을 감소시킬 수 있다. 예를 들어, 비타민 K는 항응고제인 와파린과 상호작용하여 약물의 효과를 감소시킬 수 있어서 혈액 응고가 제대로 이루어지지 않아 출혈 위험이 커질 수 있다.

✅ **예시:** 와파린(혈액 응고를 방지하는 약물)을 복용 중인 고객이 골다공증 예방으로 K2를 구입하려고 할 경우, 와파린의 효과를 저하시킬 수 있기 때문에, 비타민 K의 섭취를 중단하게 하거나 주치의와 상의하도록 강조한다.

약물의 흡수에 영향을 미칠 수 있는 상호작용

일부 건강기능식품은 약물이 흡수되는 경로에 영향을 미쳐 약물의 효과를 변화시킬 수 있다. 예를 들어, 칼슘과 철분은 서로 흡수에 경쟁적이라, 철분이 포함된 약물을 복용할 때 칼슘이 많은 제품을 함께 섭취하면 철분 흡수율이 떨어질 수 있다.

✅ **예시:** 고객이 철분제를 복용하고 있을 경우, 칼슘이 포함된 제품(예: 칼슘 보충제)과의 병용을 피하도록 안내하거나 철분과 칼슘의 흡수 경쟁을 피하기 위해 시간차 복용을 추천할 수 있다.

부작용을 강화할 수 있는 상호작용

일부 건강기능식품은 약물의 부작용을 강화하거나 위험을 증가시킬 수 있다. 예를 들어, 고혈압 약물과 오메가-3 지방산을 병용할 때, 두 성분이 혈압을 더욱 낮출 수 있어, 저혈압이 발생할 수 있다.

✅ **예시:** 고객이 고혈압 약물을 복용 중이라면, 오메가-3 지방산이 포함된 제품을 과량 복용할 때 혈압이 과도하게 낮아질 수 있다는 점을 주지시켜야 한다. 이런 경우, 혈압 모니터링을 강화하거나 대체 가능한 다른 제품을 추천할 수 있다.

2) 만성질환 환자를 위한 안전한 제품 추천 방법

만성질환을 앓고 있는 고객은 약물 복용이 지속적이고, 이로 인해 상호작용에 대한 위험이 있으므로 만성질환을 가진 고객에게는 더욱 세심한 접근이 필요하다.

질환에 맞는 성분 선택

만성질환을 가진 고객에게는 그 질환에 맞는 기능성 성분을 선택해 제품을 추천해야 하며 건강기능식품은 질병 치료에 도움이 되는 것이 아님을 강조한다.

- ✅ **예시:** 당뇨병 환자에게 혈당 조절에 도움이 되는 성분이 포함된 제품을 추천할 경우, 이것이 당뇨병 관리에 도움을 줄 수 있는 과학적 근거가 있는 것은 아니므로 당뇨병 약을 줄이거나 복용을 중단해서는 안 된다는 것을 강조한다.

- ✅ **예시:** 고혈압 환자에게는 칼륨과 마그네슘이 포함된 제품을 추천할 경우, 이것이 혈압 조절에 도움을 줄 수 있으나 고혈압 치료에 도움을 줄 수 있다는 과학적 근거가 있는 것은 아니므로 고혈압 약을 복용하지 않거나 줄여서는 안 된다는 것을 강조한다.

약물 복용 스케줄과 건강기능식품 섭취 시간 조절

만성질환 환자는 약물을 일정 시간 간격으로 복용해야 하므로, 건강기능식품을 섭취하는 시점을 약물 복용 시간과 조정하여 상호작용을 최소화할 수 있다.

- ✅ **예시:** 고객이 고혈압 약을 아침과 저녁에 복용한다면, 오메가-3나 비타민 D 등의 보충제는 복용약과 시간차를 둠으로써 약물과 보충제 간의 간섭을 최소화하고, 효과적인 흡수를 도울 수 있도록 안내한다.

3) 안전성을 높이는 사용 지침

고객이 건강기능식품을 안전하게 복용할 수 있도록 제품 조합을 할 때, 섭취 시간, 섭취량, 섭취 순서 등을 정확히 지키도록 안내해야 한다.

섭취 시간과 순서

섭취 시간을 조절하여 상호작용을 최소화하고, 각 제품의 효과를 극대화할 수 있도록 한다. 예를 들어, 칼슘이 포함된 제품은 저녁 식사 후에 복용하고, 오메가-3는 아침 식사 후에 복용하도록 한다.

섭취량 조정

제품 복용량은 고객의 건강 상태와 약물 복용 여부에 따라 조절하고 과도한 섭취는 부작용을 유발할 수 있으므로, 적정량을 유지하게 한다. 얘를 들어, 고객이 고지혈증 치료를 위해 오메가-3를 섭취 중이라면, 하루 섭취량을 제한하고, 혈중 지질 수치를 모니터링하면서 조절하는 방법을 안내한다.

주의사항과 상담

부작용이 발생할 수 있는 성분에 대해 고객에게 미리 설명하고, 만약 이상 증상이 발생하면 즉시 사용을 중단하고 의사에게 상담할 수 있도록 알리고 메모해준다.

3. 고객의 믿음을 얻는 전문적 상담 스킬

판매자가 고객과의 신뢰를 쌓고, 고객이 자신을 전문가로 인정하도록 돕는 과정이 상담의 출발이다. 특히 건강기능식품과 같은 분야에서 고객은 정보의 정확성과 전문성을 중요시하며, 잘못된 정보나 불친절한 대응은 고객의 신뢰를 순간에 잃게 만들 수 있다.

1) 고객과의 신뢰 구축 방법

고객과의 신뢰를 쌓는 것은 전문적인 상담의 핵심이다. 신뢰는 시간이 걸릴 수 있지만, 잘 구축된 신뢰는 고객의 충성도와 반복적인 구매를 이끌어낼 수 있다. 고객은 자신의 건강과 관련된 문제를 상담하는 만큼, 전문가로서의 능력과 성실성을 중요하게 평가한다.

고객의 말을 경청하며 요약하기

신뢰를 얻는 첫 번째 단계는 경청이다. 고객이 가지고 있는 문제나 궁금증을 정확히 이해하려면, 먼저 그들의 말을 진지하게 듣는 것이 중요하며 고객의 건강 상태나 약물 복용 상황을 꼼꼼히 파악하는 과정은 신뢰를 쌓는 첫걸음이 된다.

🔽 **예시**: 고객이 "요즘 피로감이 너무 심한데, 잠도 잘 못 자요"라고 말했을 때, "피로감과 잠 문제는 함께 나타날 수 있습니다. 특히 밤에 깊은 잠을 자지 못하면 낮에 더 피로감을 느낄 수 있고 수면부족으로 장에도 영향이 갈 수 있으니 무엇을 먼저 선택해야 도움이 될 지, 제품을 함께 찾아보시지요."라는 방식으로 고객의 말을 듣고 이해하면서 해결책을 제시해가는 과정이 필요하다.

정확한 정보만 제공하기

고객은 제품에 대한 정확한 정보를 원한다. 과장된 광고나 불확실한 정보는 고객에게 신뢰를 주지 못하므로 과학적 근거에 기반한 정보를 제공하고, 고객에게 투명한 상담을 해야 한다.

🔽 **예시**: "이 제품은 피로 회복에 도움이 될 수 있습니다. 연구에 따르면, 이 제품의 주성분인 코큐텐은 에너지 레벨을 높인다는 것이 검증되었으므로 고객님이 피로회복에는 효과적일 것으로 판단됩니다. 다만, 제품마다 효과가 다를 수 있기 때문에 고객님께서 느끼는 변화를 꾸준히 관찰하시고, 필요시 상담을 통해 조정을 도와드리겠습니다."라는 식으로 고객에게 정보를 투명하게 제공하는 방식이다.

고객의 우려에 공감하고 해결책 제시하기

고객이 어떤 우려나 의문을 가지고 있을 때, 이를 경청하고 공감하는 자세를 보여주는 것이 신뢰를 쌓는 중요한 요소다. 고객은 문제를 해결할 수 있는 구체적인 방안을 제시해주기를 원한다.

✅ **예시:** "고객님, 제품에 대해 걱정되는 부분이 있으시겠지만, 사용 후 부작용이 발생할 수 있는 점을 충분히 이해합니다. 이 제품은 임상시험을 통해 안전성이 입증되었으며, 일반적으로 부작용은 드물지만, 고객님이 불편함을 느끼셨다니 빠르게 해결할 수 있도록 도와드리겠습니다."라는 방식으로, 고객의 걱정을 덜어주는 동시에 해결책을 제시한다.

2) 복잡한 정보를 쉽게 전달하는 법

건강기능식품에 대한 정보는 전문적이고 복잡할 수 있기 때문에, 이를 쉽게 전달하는 방법이 중요하다. 고객이 이해할 수 있도록 정보를 단순화하고, 비유를 사용하여 효과적으로 설명하는 것이 중요하다.

어려운 용어를 피하고 쉽게 설명하기

전문적인 용어는 고객에게 혼란을 줄 수 있으므로 이를 일상적인 언어로 풀어서 설명하되, 고객에 따라 정보를 더 잘 이해하고 신뢰할 수 있도록 설명의 수준을 조절한다.

✅ **예시:** "이 제품에 포함된 코엔자임 Q10은 에너지를 생산하는 데 중요한 역할을 합니다. 비유하자면, 코엔자임 Q10은 마치 자동차 엔진에 기름을 공급하는 역할을 하여, 에너지를 효율적으로 사용할 수 있게 도와줍니다."

시각적인 자료 활용하기

글로만 설명하는 것보다 시각적인 자료를 함께 제공하면, 고객은 정보를 보다 직관적으로 이해할 수 있으므로 도표, 차트, 그림 등을 적극 활용하도록 한다.

✅ **예시:** 고객에게 제품 효과를 설명할 때, 효능 비교 차트를 활용하여, "OO 제품은 다른 제품들보다 피로 회복에 더 큰 효과를 보인다는 연구 결과가 있습니다."라고 설명하면서 차트를 보여주면, 고객이 눈으로 확인할 수 있어 구입에 도움이 된다.

간단한 요약 제공하기

많은 정보를 한 번에 제공하는 대신, 중요한 정보를 핵심만 간단히 요약하여 전달하면 고객은 쉽게 이해하고 기억할 수 있다.

✅ **예시:** "이 제품은 세 가지 주요 효과가 있습니다. 첫째, 피로 회복, 둘째, 면역력 강화, 셋째, 항산화 효과입니다. 이 세 가지 효과가 현재 고객님이 불편해하시는 OO 증상들에 도움을 줄 것입니다." 이렇게 간단히 요약해 전달하면, 고객은 제품의 주요 효과를 빠르게 파악할 수 있게 된다.

3) 지속적인 상담과 사후 관리

고객과의 건강 상담은 단기적인 일회성이 아니라, 지속적인 관계로 발전해야 한다. 고객은 건강과 관련된 질문이 생길 때마다 계속해서 상담을 할 수 있도록 사후 관리를 하면서 고객 만족도와 신뢰도를 높이도록 한다.

지속적으로 팔로업하기

상담 후, 고객이 제품을 사용한 뒤의 상태를 확인하는 팔로업은 고객이 자신이 선택한 제품에 대해 신뢰를 유지하게 도와준다. 정기적으로 후속 상담을 제공하고, 고객이 경험한 효과에 대해 하기물어보며, 필요시 다른 제품을 추천할 수 있는 기회를 만든다.

✅ **예시:** "고객님, 지난번 상담 이후 제품을 사용해보셨을 텐데, 어떠셨나요? 피로감이 좀 덜해지셨나요? 추가적으로 도움이 필요하시다면 언제든지 연락주세요."라는 방식으로 고객이 자신의 변화에 대하여 편안하게 물어볼 수 있도록 안내한다.

효과적인 리마인드 제공하기

고객이 제품을 계속 사용할 수 있도록, 적절한 시기에 리마인드를 제공한다.

예를 들어, 고객이 일정 기간 후 제품을 재구매할 수 있도록 주기적으로 알림을 주면, 고객은 꾸준히 제품을 섭취하고 건강 개선에 도움을 받을 수 있다.

✅ 예시: "고객님, 제품을 사용하신지 한 달 정도 되셨으니, 필요하실 때가 되었을 것 같습니다. 다음 번에 제품을 구매하실 때는 제품 관련 건강관리에 대한 정리 카드를 함께 드리겠습니다."라는 식으로 고객에게 제품 재구매에 대한 리마인드와 함께 제공할 수 있는 혜택을 알린다.

고객의 변화에 맞춘 조언하기

고객의 건강 상태나 요구가 변할 때마다 맞춤형 조언을 제공한다. 예를 들어, 고객이 새로운 질병에 대해 걱정할 때는 그에 맞는 제품을 추천하고, 변경된 상황에 맞게 상담을 업데이트한다.

✅ 예시: "고객님, 최근에 운동을 시작하셨다고 들었습니다. 운동 전에 근육경련이 있다고 호소하신 적이 있는데 근육 회복을 도와줄 수 있는 영양성분과 단백질 보충제를 함께 드시는 것이 좋습니다. 어떤 제품을 선택해야 할지 함께 알아보시지요." 이렇게 고객의 변화된 상황에 맞춰 제품을 추천하고 상담을 진행한다.

4. 고객 맞춤형 제품 추천을 위한 핵심 파악

고객의 라이프스타일과 식습관에 맞는 맞춤형 제품 추천 주제를 추가하는 것은 매우 중요하다. 고객마다 건강 상태, 활동 수준, 식습관, 스트레스 수준, 수면 패턴 등이 다르기 때문에 그에 맞는 건강기능식품을 추천하는 것은 고객의 건강 목표를 달성하는 데 도움을 줄 뿐만 아니라, 신뢰를 쌓는 데에도 중요한 역할을 한다.

1) 고객의 라이프스타일 분석

활동 수준
고객의 일상적인 활동량을 파악하고 그에 맞는 제품을 추천한다. 예를 들어, 고객이 주로 앉아서 일하는 직장인이라면, 혈액순환 개선이나 체지방 감소를 돕는 제품(예: 오메가-3, 차전자피 등)을 추천할 수 있고, 반대로 운동을 자주 하는 고객이라면 근육 회복을 돕는 제품(예: 단백질 보충제, 크레아틴 등)을 추천할 수 있다.

운동 습관
운동의 종류와 강도를 파악하여 운동 후 회복을 돕는 제품을 추천할 수 있다. 예를 들어, 유산소 운동을 자주 하는 고객에게는 체지방 연소를 돕는 성분(예: 녹차 추출물, CLA 등)을 추천하거나, 근육 운동 후 회복이 필요한 고객에게는 단백질 보충제나 BCAA를 추천할 수 있다.

스트레스 수준
고객이 겪고 있는 스트레스 정도를 파악하고, 이를 완화할 수 있는 제품을 제안한다. 예를 들어, 정신적 스트레스가 많은 고객에게는 스트레스 해소에 도움이 되는 제품(예: 아슈와간다, 마카, 로디올라 등)을 추천할 수 있다.

수면 패턴
고객의 수면 패턴을 확인하여 수면 개선에 도움이 되는 제품을 추천할 수 있다. 예를 들어, 수면 문제가 있는 고객에게는 수면 유도 제품(예: 멜라토닌, 발레리안 등)을 추천하거나, 피로 회복을 돕는 제품(예: 비타민 B군, 마그네슘 등)을 추천할 수 있다.

일상적 피로감
고객이 지속적으로 피로를 느끼고 있다면 피로 회복을 돕는 성분을 추천할 수 있다. 예를 들어, 체내 에너지 생성이 부족한 고객에게는 비타민 B군, 아미노산 보충제를 추천할 수 있다.

2) 고객의 식습관 분석

식이 패턴
고객의 식사 패턴(채식, 고기 위주, 간헐적 단식 등)을 파악하여 필요한 보충 성분을 추천한다. 예를 들어, 채식을 선호하는 고객에게는 비타민 B12, 철분, 단백질 보충이 필요할 수 있으므로 해당 성분이 포함된 제품을 추천할 수 있고 육류 소비가 적은 고객에게는 철분, 아연과 같은 미네랄 보충이 필요할 수 있다.

식사 시간
고객의 식사 시간이 불규칙하거나 한 끼 식사가 부족한 경우, 식사 대용이나 보충제를 추천한다. 예를 들어, 식이섬유나 단백질 보충제가 포함된 제품을 추천하여 일일 권장량을 채울 수 있도록 돕는다.

알레르기 및 음식 민감성
고객이 특정 음식에 알레르기가 있거나 민감성을 가진 경우, 이를 피할 수 있는 제품을 추천해야 한다. 예를 들어, 글루텐 프리, 유당 프리 제품 등 알레르기 유발 성분이 없는 제품을 추천하여 고객이 안전하게 사용할 수 있도록 한다.

다이어트 목표
고객이 다이어트를 목표로 한다면, 체중 감량과 체지방 감소를 돕는 성분을 추천한다. 예를 들어, 가르시니아 캄보지아, CLA(공액리놀레산), 녹차 추출물 등 체지방 연소를 돕는 성분을 포함한 제품을 추천할 수 있다.

소화 기능
고객이 소화가 잘 되지 않는다면 가장 먼저 소화를 돕는 성분을 추천한다. 예를 들어, 프로바이오틱스, 식이섬유, 소화 효소 등이 포함된 제품을 추천할 수 있다.

3) 고객의 건강 목표별 맞춤 추천

체중 및 체지방 감소
체중을 줄이려는 고객에게는 체중 관리, 체지방 감소를 돕는 성분인 가르시니아 캄보지아, 녹차 추출물, 식이섬유 등이 포함된 제품을 추천할 수 있다.

근육 강화 및 운동 성능 향상
운동 성능 향상이나 근육 강화를 목표로 하는 고객에게는 단백질 보충제, 크레아틴, BCAA 등이 포함된 제품을 추천할 수 있다.

심리적 안정 및 스트레스 완화
심리적인 안정이 필요한 고객에게는 스트레스 완화와 기분 전환을 돕는 아슈와간다, 발레리안, 마카 등을 추천할 수 있다.

면역력 강화
면역력이 저하된 고객에게는 면역력 강화를 위한 비타민 C, 아연, 홍삼 등이 포함된 제품을 추천할 수 있다.

피로 회복 및 에너지 보충
지속적으로 피로를 느끼는 고객에게는 체내 에너지 생성 촉진을 돕는 비타민 B군, 마그네슘, 아미노산 등을 포함한 제품을 추천할 수 있다.

4) 고객의 생활 환경 및 직업적 특성 고려

실내 근무/직장인
장시간 앉아서 일하는 고객에게는 혈액순환 개선을 돕는 오메가-3, 마그네슘, 차전자피 등이 포함된 제품을 추천할 수 있다.

야외 활동이 많은 고객
야외에서 활동이 많은 고객에게는 피부 보호 및 체내 수분 보충을 돕는 비타민 C, 콜라겐, 히알루론산 등을 추천할 수 있다.

교대 근무나 불규칙한 업무 패턴
불규칙한 생활을 하는 고객에게는 수면 개선을 돕는 발레리안, 멜라토닌, L-트립토판 등을 추천할 수 있다.

제3부

판매자를 위한 학술 가이드

제 3 부
판매자를 위한 학술 가이드

1. 소화기 건강의 힘

소화기 건강은 신체의 다른 모든 기능에 영향을 미칠 수 있다. 소화기계가 제대로 기능하지 않으면, 영양소 흡수에 문제가 생기고, 그로 인해 전반적인 건강 상태가 나빠질 수 있다. 따라서 건강 상담을 하는 경우, 소화기 건강에 대한 파악을 가장 먼저 해야 한다. 이 장에서는 소화기 건강의 힘을 소화기능 개선, 배변 활동 원활화, 위 건강 보호로 분류하여 각각에 해당하는 주요 성분들을 중심으로 설명하려고 한다.

소화기능 개선

소화는 우리가 섭취한 음식을 신체가 흡수할 수 있도록 분해하는 중요한 생리적 과정이다. 소화기능의 효율성은 영양소의 흡수, 에너지 생산, 그리고 면역 체계의 유지에 중요한 역할을 한다. 소화기능의 원리는 구강부터 대장에 이르기까지 다음과 같은 기능을 담당한다.

구강 (입)

소화는 입에서 시작된다. 우리가 음식을 씹으면서 타액에 있는 효소인 아밀라제가 음식 속의 탄수화물을 분해하기 시작한다. 이 과정을 통해 음식은 물리적으로 잘게 쪼개지고, 화학적으로 분해된다.

식도

음식이 입에서 식도로 내려가면서 연동 운동에 의해 위로 이동한다. 식도의 주요 역할은 음식을 위로 전달하는 것이다.

위

음식이 위에 도달하면, 위벽에서 분비되는 위액(주로 염산과 펩신)이 음식과 혼합되어 단백질을 분해하고, 이를 소화하기 시작한다. 위는 또한 음식이 지나가기 전에 소화를 위한 준비를 한다. 위액의 산도는 pH 1~2로, 강한 산성이 되어 음식의 병원균을 죽이고 소화에 중요한 역할을 한다.

소장

소장은 소화과정의 핵심적인 장소이다. 위에서 나온 음식은 소장으로 넘어가며, 이곳에서 췌장과 간에서 분비된 소화 효소와 담즙이 음식과 결합하여 탄수화물, 단백질, 지방을 각각 분해한다. 소장 내벽에 있는 미세융모는 영양소를 흡수하여 혈액이나 림프로 이동시킨다.

대장

대장은 소화되지 않은 찌꺼기와 수분을 흡수하고, 배설물로 전환한다. 대장은 또한 장내 미생물들이 다양한 물질을 분해하고, 비타민 K, 엽산 등을 합성하는 장소이다.

✅ 프로바이오틱스 (Probiotics)

기능	프로바이오틱스는 장내 미생물의 균형을 유지하고, 장의 건강을 증진시키는 유익균으로 소화 과정에서 유해균의 증식을 억제하고, 유익균의 활성을 높인다. 또한, 장의 면역 기능을 강화하여 장의 염증을 감소시키고 장관의 건강을 촉진하여 소화기능을 개선한다.
작용	프로바이오틱스는 장 내에 존재하는 유해균과 경쟁하며 장내 환경을 조절한다. 특히, 장 내에서 유해균이 배출되는 것을 돕고, 장 점막을 보호하여 장의 염증 반응을 억제한다. 일부 프로바이오틱스는 장벽을 강화하고, 유해물질의 침투를 차단하는 데 도움을 준다.
주의	**적정 섭취량 유지**: 과다 섭취 시 복부 팽만, 가스 발생 가능 **보관 방법 중요**: 냉장 보관이 필요한 제품이 많음, 직사광선·고온 노출 주의 **면역 질환 주의**: 면역 억제 치료 중인 환자는 섭취 전 전문가 상담 필요 **항생제와 함께 복용 주의**: 항생제가 유익균을 파괴하여 효과 감소 가능

✅ 프리바이오틱스 (Prebiotics)

기능	프리바이오틱스는 장내 유익균의 성장을 촉진하는 식이섬유나 탄수화물로, 소화기 건강을 돕는다. 장내 유익균이 프리바이오틱스를 발효시키면 단쇄지방산(SCFA)이 생성되어 장벽을 강화하고, 장염을 예방하는 데 중요한 역할을 한다.
작용	프리바이오틱스는 주로 장내 미생물의 먹이가 되어 유익균을 자극하고, 비타민 K와 엽산과 같은 중요한 물질을 생산하게 된다. 장내 유익균의 활성화가 소화기관의 전반적인 건강을 유지하는 데 중요한 역할을 한다.
주의	**과다 섭취 주의**: 가스, 복부 팽만, 설사 유발 가능 **소화 기능 고려**: 과민성대장증후군(IBS) 환자는 일부 성분이 증상을 악화할 수 있음 **수분 섭취 필요**: 충분한 물과 함께 섭취해야 변비 예방 가능

✅ 식이섬유 (Dietary Fiber)

기능	식이섬유는 소화기 건강을 지원하는 중요한 성분으로, 장의 운동을 촉진하고, 장내 유해물질의 배출을 돕는다. 또한, 수용성 식이섬유는 장내에서 수분을 흡수해 부풀어 오르며, 배변을 용이하게 하고 변비를 예방한다.
작용	식이섬유는 장에서 수분을 흡수하고 팽창하여 배변을 부드럽고 규칙적으로 만든다. 또한, 장내 유익균의 성장에 도움을 주고, 변비 예방 및 개선에 중요한 역할을 한다.
주의	**과다 섭취 시 소화 불편**: 가스, 복부 팽만, 변비 또는 설사 유발 가능 **약물 흡수 방해 가능**: 특정 약물(항생제, 갑상선 호르몬 등)과 시간 차를 두고 섭취 필요 **수분 섭취 필수**: 변비 예방을 위해 충분한 물 섭취 필요

✅ 소화효소 (Digestive Enzymes)

기능	소화 효소 결핍 시, 소화 기능을 보조한다.
작용	탄수화물, 지방, 단백질 분해를 도와 소화를 원활하게 한다.
주의	**장기간 사용 주의**: 소화 효소 의존성이 생길 가능성 **알레르기 반응 가능**: 특정 효소(파파인, 브로멜라인 등)는 알레르기 유발 가능 **복용 시간 고려**: 식전 또는 식후 섭취 여부를 제품별로 확인 필요

✅ 생강(추출물) (Ginger Extract)

기능	소화 불량 개선하고 구토증상을 완화한다.
작용	위장관 운동 촉진하고 위액 분비에도 도움을 준다
주의	**위장 장애 가능**: 고용량 섭취 시 속 쓰림, 위산 역류 유발 가능 **혈액 응고 영향**: 항응고제 복용 중인 경우 섭취 전 전문가 상담 필요 **임신 중 주의**: 과다 섭취 시 자궁 수축을 유발할 가능성

배변 활동 원활화

배변은 음식물의 소화가 끝난 후 남은 찌꺼기가 대장을 통해 배출되는 과정이다. 배변 활동의 원활화는 소화기 건강의 중요한 요소 중 하나다. 배변 활동은 다음과 같은 기전을 통하여 이루어진다.

장운동
장운동은 연동운동이라고 불리며, 대장 내 음식물 찌꺼기와 수분을 배출하기 위해 장벽 근육이 규칙적으로 수축하고 이완하는 과정을 통해 일어난다. 이 운동은 음식물이 장을 통과하면서 수분 흡수, 노폐물 배출을 도와 배변을 원활하게 만든다.

수분 흡수와 배설
대장은 수분을 흡수하는 주요 기관이다. 식이섬유는 장 내에서 수분을 흡수하여 변을 부드럽게 하고, 배변을 용이하게 만든다. 수분이 적게 흡수되면 변비가 발생할 수 있다.

장내 미생물
장내에 서식하는 미생물들은 섬유소를 분해하여 단쇄지방산(SCFA)을 생성하는데, 이들은 장 점막을 강화하고, 장 건강을 증진시키며, 배변 활동을 촉진하는 데 중요한 역할을 한다.

✅ 식이섬유 (Dietary Fiber)

기능	식이섬유는 소화기 건강을 지원하는 중요한 성분으로, 장의 운동을 촉진하고, 장내 유해물질의 배출을 돕는다. 또한, 수용성 식이섬유는 장내에서 수분을 흡수해 부풀어 오르며, 배변을 용이하게 하고 변비를 예방한다.
작용	식이섬유는 장에서 수분을 흡수하고 팽창하여 배변을 부드럽고 규칙적으로 만든다. 또한, 장내 유익균의 성장에 도움을 주고, 변비 예방 및 개선에 중요한 역할을 한다.
주의	**과다 섭취 시 소화 불편**: 가스, 복부 팽만, 변비 또는 설사 유발 가능 **약물 흡수 방해 가능**: 특정 약물(항생제, 갑상선 호르몬 등)과 시간 차를 두고 섭취 필요 **수분 섭취 필수**: 변비 예방을 위해 충분한 물 섭취 필요

✅ 유산균 (Lactic Acid Bacteria, Probiotics)

기능	유산균은 장내에서 유익균의 성장을 촉진하고, 장의 배변 활동을 규칙적으로 유지하는 데 도움이 된다. 유산균이 활성화되면 장의 장내 미생물 균형이 개선되어 변비를 예방할 수 있다.
작용	촉진하고, 유해균의 성장을 억제하여 장 건강을 개선한다. 또한, 장의 염증을 완화하고 배변을 자연스럽게 유도한다.
주의	**과다 섭취 주의**: 가스 생성, 복부 팽만 유발 가능 **면역 기능 영향**: 면역 억제 상태인 경우 전문가 상담 후 섭취 권장 **제품별 균주 확인**: 개인별 맞지 않는 균주가 있을 수 있음

위 건강 보호

위 건강은 위염, 위장 장애와 같은 위장 문제를 예방하고 치료하는데 관계하므로 위 건강 상담을 하는 경우에는 위 점막 보호, 염증 억제, 소화 촉진의 측면에서 다음을 알아두면 좋다.

위산
위에서 분비되는 염산은 소화를 돕고 병원균을 죽이는 중요한 역할을 한다. 그러나 위산이 과다 분비되거나 위 점막이 손상되면 위염, 위장장애가 발생할 수 있다.

위 점막
위 점막은 위산과 소화 효소로부터 위를 보호하는 중요한 장벽이다. 위 점막은 점액을 분비하여 위산과 접촉을 차단하며, 재생 기능을 가지고 있어 손상된 점막을 치유할 수 있다.

장애
위염, 위장 장애는 위 점막이 손상되거나 염증이 생겨 발생한다. 주로 과도한 스트레스, 과식, 불규칙한 식사, 과도한 음주 등으로 유발될 수 있다.

✅ 알로에 (Aloe Vera Extract)

기능	알로에의 알로인 성분은 위 점막을 보호하고 염증을 감소시키는 효과가 있으며 위의 산성 환경을 완화하여 위염을 예방하고 위장 건강을 유지하는데 도움이 된다. 위 점막을 보호하고, 위장관 내 자극을 줄여주는 데 유용하며 알로에의 항염 효과는 위장관의 염증을 완화하는 데 도움이 된다.
작용	알로에의 알로인(Aloin)과 다당류가 위 점막을 보호하고 염증을 줄여 위장 건강을 개선하는 데 중요한 역할을 한다.
주의	**설사 및 복통 가능성**: 알로인 성분이 강한 완하 작용을 해 설사, 복통, 복부 경련 유발 가능하고 장기 섭취 시 전해질 불균형(칼륨 부족)으로 근육 경련, 피로감 유발 가능 **장기 섭취 시 장 기능 저하 가능성**: 지속적인 완하제 사용은 장의 자율 운동 기능을 약화시켜 변비를 악화할 수 있음 **임산부 주의**: 알로인은 자궁 수축을 유발할 가능성이 있어 임산부에게 위험할 수 있음 **칼륨 결핍 가능성**: 알로인의 강한 이뇨 및 완하 작용으로 칼륨이 과다 배출되어 저칼륨혈증 발생 시 근육 약화, 부정맥, 피로감 유발 가능

✅ 감초 (Licorice Root Extract, Glycyrrhiza Glabra)

기능	감초는 위 점막 보호, 항염 효과가 뛰어난 성분으로, 위염과 위장 장애를 예방하고 완화하는 데 도움이 된다.
작용	감초의 글리시리진 성분은 위의 점막을 보호하고, 위산을 중화시켜 위염을 완화하며 위장 운동을 개선하여 소화가 원활하게 이루어지도록 한다.
주의	**혈압 상승 가능**: 고혈압 환자는 과다 섭취 주의 필요 **칼륨 감소 가능**: 저칼륨혈증 유발 가능성이 있어 신장 질환자는 주의 **호르몬 영향 가능**: 에스트로겐 유사 작용이 있어 호르몬 관련 질환 환자는 섭취 주의

✅ 비즈왁스알콜 (Bees Wax Alcohol)

기능	비즈왁스알콜은 위장관 내벽에 보호막을 형성하여 점막을 보호하고, 염증을 완화하는데 도움이 된다.
작용	비즈왁스알콜은 위 점막을 코팅하여 외부 자극으로부터 보호하는 역할을 하여 위 점막을 자극으로부터 보호한다.
주의	**과다 섭취 주의**: 일부에서 소화 불편, 설사 가능성 있음 **알레르기 반응 가능**: 벌 관련 알레르기가 있는 경우 주의 필요

✅ L-글루타민 (L-Glutamine)

기능	L-글루타민은 장세포의 주요 에너지원으로, 장 점막의 재생을 돕고 장누수(leaky gut) 예방에 효과적이다.
작용	L-글루타민은 장 점막의 주요 에너지원으로 작용하며, 위 점막 세포의 재생을 도와 위장관의 점막 세포 복구를 촉진하는데 도움이 된다.
주의	**신장 및 간 질환 환자 주의**: 대사 과정에서 질소 부담 증가 가능 **장기간 과다 섭취 주의**: 체내 불균형 유발 가능

✅ 매스틱검 (Mastic Gum)

기능	매스틱검은 그리스의 피스톤나무에서 추출한 천연 수지로, 위 점막을 보호하고, 염증을 완화하는 역할을 하며 헬리코박터 파일로리균(Helicobacter pylori) 감염을 억제하는 데 도움을 줄 수 있다.
작용	매스틱검은 항균 및 항염증 효과를 통해 위장관 내 유해균을 억제하고 위 점막에 보호막을 형성하여 위산으로부터 위를 보호하고, 위장벽의 회복을 촉진할 수 있다.

주의	**알레르기 반응 가능**: 수지 계열 성분에 민감한 경우 주의 **과다 섭취 주의**: 장기 복용 시 위장 장애 가능성 있음 **약물과의 상호작용**: 위궤양이나 위산 관련 약물을 복용 중인 경우, 매스틱검이 위산 분비에 영향을 줄 수 있어 의사와 상담 필요 **임산부 및 수유부 주의**: 매스틱검에 대한 임산부 및 수유부 대상 연구가 충분하지 않으므로, 섭취 전 전문가 상담이 필요함.

✅ 글루코만난 (Glucomannan)

기능	글루코만난은 곤약에서 추출한 식이섬유로, 위장관에서 수분을 흡수해 팽창하며 위 점막 보호와 소화기 건강 증진 도움을 주는 성분이다.
작용	글루코만난은 물에 잘 녹고 팽창하는 성질을 가지고 있어 위 점막을 보호하고 위장 통증을 줄여주며 프리바이오틱스 역할을 하여 유익균의 성장을 촉진하고, 장 건강을 지원한다.
주의	**수분 섭취 필수**: 섭취 후 충분한 물을 마시지 않으면 장내 팽창으로 인해 식도 막힘 위험 있음 **과다 섭취 시 위장 장애 가능**: 가스, 복부 팽만, 설사 유발 가능 **약물 흡수 방해 가능**: 약물과 함께 섭취 시 효과 저하 가능, 최소 1시간 이상 간격 유지 필요

2. 면역력 강화의 힘

면역력은 외부 병원균이나 유해 물질로부터 신체를 보호하는 중요한 방어 시스템이다. 면역력을 강화하는 것은 건강을 유지하고 다양한 질병을 예방하는 데 중요한 역할을 한다. 이 장에서는 면역력 강화의 힘을 면역력 증진, 항산화 효과로 분류하여 각각에 해당하는 주요 성분들을 중심으로 설명하려고 한다.

면역력 증진

면역 시스템은 신체의 자연 방어 시스템으로, 외부에서 침입하는 바이러스, 세균, 곰팡이, 기생충과 같은 병원균을 인식하고 이를 제거하는 기능을 수행하며 선천 면역과 후천 면역으로 나눌 수 있다.

선천 면역
태어날 때부터 존재하는 면역 시스템으로, 비특이적인 방어 기전을 통해 병원균에 빠르게 대응하는데 예를 들면, 백혈구(호중구, 대식세포 등)들이 병원균을 포식하여 처리하는 것이 있다.

후천 면역
외부 물질에 노출되어 항체를 생성하고 면역 기억을 통해 특정 병원균에 대한 면역 반응을 강화하는 면역으로 T세포, B세포 등이 중요한 역할을 한다.

면역력 증진은 이 면역 시스템의 효율성을 높이고, 면역 세포들의 활성을 증가시켜 병원균을 더 빠르고 효과적으로 제거하도록 돕는다.

✅ 비타민 C (Vitamin C, Ascorbic Acid)

기능	비타민 C는 강력한 항산화제로, 면역 세포인 백혈구의 기능을 향상시키고, 체내 자유 라디칼을 제거하여 면역 반응을 개선한다. 또한 콜라겐 합성을 촉진하여 피부와 조직의 건강을 유지하며, 감염에 대한 저항력을 높인다.
작용	비타민 C는 면역 세포에서 염증 반응을 조절하고, T세포와 B세포의 활동을 자극하여 감염에 대한 신체의 방어 기능을 강화한다.
주의	**과다 섭취 주의**: 고용량 섭취 시 설사 등 위장 장애 및 신장 결석 위험 증가 **위산 분비를 촉진**하여 위장 장애(속쓰림, 설사) 발생 가능 **철분 흡수를 증가**시켜 혈색소증(철분 과다증) 환자는 주의 **흡수율 고려**: 음식과 함께 섭취하면 위장 부담 감소, 철분과 함께 섭취 시 흡수율 증가

✅ 아연 (Zinc)

기능	아연은 면역 반응에 필수적인 미네랄로, 면역 세포의 성장을 돕고 백혈구의 활성화 및 분화를 지원한다. 또한 염증 반응을 조절하고, 면역 체계의 정상적인 기능을 유지한다.
작용	아연은 세포 분열과 단백질 합성에 중요한 역할을 하며, 항체 생성을 도와 신체가 외부 병원균을 인식하고 방어할 수 있도록 한다. 또한 아연은 미토콘드리아에서 에너지 생산을 돕고, 면역 세포가 에너지를 충분히 공급받을 수 있도록 한다.
주의	**과다 섭취 주의**: 하루 상한 섭취량(40mg)을 초과하면 메스꺼움, 구토, 설사 유발 가능 **구리 결핍 유발 가능**: 장기적인 고용량 섭취 시 구리(Copper) 흡수를 방해할 수 있음 **공복 섭취 주의**: 위장 장애를 유발할 수 있어 식사와 함께 섭취 권장 **약물 상호작용 고려**: 일부 항생제(테트라사이클린, 퀴놀론계) 및 이뇨제와 상호작용 가능, 복용 간격 유지 필요함

✅ 홍삼 (Red Ginseng, Panax Ginseng)

기능	홍삼은 면역력 증진에 효과적인 한방 약초로, 사포닌 성분이 면역 세포를 자극하여 면역 반응을 촉진한다. 홍삼은 피로 회복과 체력 증진에도 도움을 주며, 면역력 강화를 위한 보조 역할을 한다.
작용	홍삼의 사포닌 성분은 T세포와 B세포의 활동을 촉진시키고, NK 세포(자연 살해 세포)의 활동을 증가시켜 외부 병원균에 대한 방어력을 높인다. 홍삼은 또한 스트레스 호르몬을 감소시켜 면역 기능을 최적화한다.
주의	**혈압 및 혈당 변화 가능**: 고혈압·저혈압 및 당뇨 환자는 섭취 전 전문가 상담 필요함 **수면 영향 고려**: 에너지를 증가시키는 작용이 있어 늦은 저녁에 섭취하면 수면에 방해가 될 수 있음 **혈액응고 작용에 영향**: 항응고제(와파린 등)와 함께 복용 시 출혈 위험이 증가할 수 있으므로 병용 시 전문가 상담이 필요함.

✅ 에키네시아 (Echinacea)

기능	에키네시아는 면역 체계를 강화하여 감기와 같은 상기도 감염을 예방하고 회복 속도를 높이며 염증을 억제하고 프리라디칼을 제거하여 세포 손상을 방지하는 기능을 한다.
작용	에키네시아는 대식세포, T세포, 자연 살해 세포(NK세포) 등의 면역 세포를 활성화하고 면역 반응을 조절하는 사이토카인의 분비를 촉염증 반응을 조절한다.
주의	**면역 질환 주의**: 자가면역 질환(류마티스 관절염, 루푸스 등) 환자는 섭취 주의 **장기간 섭취 주의**: 장기 복용 시 면역계 과활성화로 인한 부작용 가능 **약물 상호작용**: 면역억제제와 병용 시 효과 감소 가능 **알레르기 주의**: 국화과 식물에 알레르기가 있는 경우, 가려움, 두드러기, 호흡 곤란 등의 증상이 있을 수 있음

항산화 효과

항산화는 산화 반응을 억제하거나 자유 라디칼(유해 산소)을 제거하는 기능을 말한다. 자유 라디칼은 산소와 결합하여 불안정한 형태의 분자로, 세포를 손상시키고 염증 반응과 노화를 촉진할 수 있다. 항산화 물질은 자유 라디칼을 중화시켜 세포 손상을 예방하고, 염증과 질병의 위험을 줄인다.

✅ 녹차추출물 (Green Tea Extract)

기능	녹차에 포함된 카테킨, 특히 에피갈로카테킨 갈레이트(EGCG)는 강력한 항산화 작용을 하며 염증을 억제하고 면역 반응을 조절하면서 혈압이나 혈중 콜레스테롤 수치를 조절하는 데 도움을 줄 수 있다.
작용	녹차추출물의 주요 성분인 카테킨은 활성산소를 제거하여 산화 스트레스를 줄이고 혈관 내피세포 기능을 향상시켜 심혈관 질환의 위험을 감소시킨다.

주의	간 건강 고려: 고용량 섭취 시 간 독성 위험 증가할 수 있음 철분 흡수 저해: 빈혈이 있는 경우 식사 중 섭취 피하는 것이 좋음 카페인 함량 고려: 과다 섭취 시 불면증 및 신경 과민 가능

● 코엔자임 Q10 (Coenzyme Q10)

기능	세포 내 미토콘드리아에서 활성산소를 제거하는 데 도움을 주고 세포 에너지 생산 과정에 필수적인 역할을 하며 심장 기능을 강화하고 혈압을 조절하는데 도움이 된다.
작용	미토콘드리아 내에서 전자전달계를 통해 에너지를 생성하며, 동시에 항산화제로 작용하여 세포 손상을 방지한다.
주의	혈압 강하 작용: 코엔자임 Q10은 혈압을 낮추는 효과가 있어, 혈압 강하제를 복용 중인 경우 저혈압 위험이 있을 수 있음. 혈액 응고와의 관계: 혈액 응고에 영향을 줄 수 있어 와파린(Warfarin) 등 항응고제를 복용하는 경우 주의가 필요함. 수면 장애 유발 가능성: 코엔자임 Q10이 일부 사람들에게서 불면 증상을 유발할 수 있으므로, 저녁보다는 오전이나 낮에 섭취하는 것이 좋음.

● 프로폴리스 (Propolis)

기능	활성산소를 제거하여 세포 손상을 방지하고. 항균 및 항바이러스 효과: 감염 예방으로 면역체계를 조절하고 강화한다.
작용	플라보노이드와 페놀 화합물의 높은 함량으로 인해 백혈구의 활동을 자극하고, 염증 반응을 조절하며 항산화 작용을 통해 세포 보호 기능을 강화한다.
주의	알레르기 반응 가능: 벌꿀, 꽃가루 알레르기가 있는 경우 섭취 주의 과다 섭취 주의: 장기간 고용량 섭취 시 위장 장애 및 간 부담 증가 가능 약물 상호작용: 항응고제 및 면역억제제와 병용 시 주의 필요

✅ 피크노제놀 (Pycnogenol)

기능	강력한 항산화제로 작용하여 세포 손상을 방지하고 혈관벽을 강화하고 혈류를 개선한다.
작용	피크노제놀은 플라보노이드 화합물로 구성되어 있어 활성산소를 중화시키고, 혈관 내피세포 기능을 개선한다.
주의	**혈압 및 혈당 변화 가능**: 저혈압 및 당뇨 환자는 주의 필요 **과다 섭취 주의**: 일부에서 소화 불량 및 두통 유발 가능 **약물 상호작용**: 항응고제, 면역억제제와 병용 시 주의 필요

✅ 비타민 C (Vitamin C, Ascorbic Acid)

기능	비타민 C는 강력한 항산화제로, 면역 세포인 백혈구의 기능을 향상시키고, 체내 자유 라디칼을 제거하여 면역 반응을 개선한다. 또한 콜라겐 합성을 촉진하여 피부와 조직의 건강을 유지하며, 감염에 대한 저항력을 높인다.
작용	비타민 C는 면역 세포에서 염증 반응을 조절하고, T세포와 B세포의 활동을 자극하여 감염에 대한 신체의 방어 기능을 강화한다.
주의	**과다 섭취 주의**: 고용량 섭취 시 설사 등 위장 장애 및 신장 결석 위험 증가 **위산 분비를 촉진**하여 위장 장애(속쓰림, 설사) 발생 가능 **철분 흡수를 증가**시켜 혈색소증(철분 과다증) 환자는 주의 **흡수율 고려**: 음식과 함께 섭취하면 위장 부담 감소, 철분과 함께 섭취 시 흡수율 증가

✅ 비타민 E (Vitamin E)

기능	항산화 작용: 세포막을 보호하여 세포 손상을 방지하고 혈액순환을 개선하고 혈관 건강을 지원한다.

작용	지용성 항산화제로, 세포막의 지질을 산화로부터 보호하여 세포 손상을 예방한다.
주의	**과다 섭취 주의**: 고용량 섭취 시 혈액 응고 저해로 출혈 위험 증가 가능 **흡수율 고려**: 지방과 함께 섭취하면 흡수율 증가 **약물 상호작용**: 항응고제 및 아스피린과 병용 시 주의 필요

✅ 베타카로틴 (Beta-Carotene)

기능	카로티노이드 계열의 항산화 물질로 자유 라디칼을 제거하여 세포 손상을 방지하며 체내에서 비타민 A로 전환되어 시력과 피부 건강에도 도움을 준다.
작용	강력한 항산화제로 작용하여 세포 산화 스트레스를 줄이고, 필요에 따라 비타민 A로 전환되어 작용한다.
주의	**흡연자 주의**: 고용량 섭취 시 폐암 위험 증가 가능 **과다 섭취 주의**: 피부 황변(카로틴 혈증) 가능하지만 건강에는 무해 **흡수율 고려**: 지방과 함께 섭취하면 흡수율 증가

3. 피로회복의 힘

 피로는 일상적인 활동에서 에너지를 소진한 결과로 발생하지만, 만성적인 피로는 신체의 자연적인 회복 기전이 손상되었거나, 지속적인 스트레스, 영양 부족, 또는 신체적/정신적 부담이 지속되는 상황에서 발생할 수 있다. 따라서 이 장에서는 피로회복의 힘을 내 에너지 생성 촉진, 근육 회복 촉진, 스트레스 관리로 분류하여 각각에 해당하는 주요 성분들을 중심으로 설명하려고 한다.

체내 에너지 생성 촉진

에너지 생성은 체내에서 ATP(아데노신 삼인산)를 생성하여 이루어진다. ATP는 세포 활동에 필요한 에너지를 제공하는데 내 에너지 생성이 원활하게 이루어지지 않으면 피로가 축적되므로 에너지 생성에 중요한 역할을 하는 성분들이 피로 회복에 관여한다.

✅ 타우린 (Taurine)

기능	세포 내 칼슘 균형을 유지하여 에너지 생산 촉진하고 항산화 작용을 통해 피로를 감소시키는 데 도움을 주며 심장 기능을 강화하고 혈압을 조절한다.
작용	세포 내 칼슘 농도를 조절하여 근육 수축과 신경 신호 전달을 돕고 항산화 효과로 인해 산화 스트레스를 줄이고 세포 기능을 향상시킨다.
주의	**과다 섭취 주의**: 에너지 음료와 함께 과량 섭취 시 심장 부담 증가 가능 **약물 상호작용**: 혈압 강하 효과가 있어 고혈압 약과 병용 시 주의 **흡수율 고려**: 공복보다는 식사와 함께 섭취 시 흡수율 증가

✅ L-카르니틴 (L-Carnitine)

기능	지방산을 미토콘드리아로 운반하여 에너지로 전환하여 지방대사를 촉진하고 운동 후 피로 회복을 돕고 근육 손상을 줄이며 심장 기능을 강화하고 혈류를 개선한다.
작용	지방산을 미토콘드리아 내로 이동시켜 에너지원으로 사용되도록 돕고 근육에서 젖산 축적을 줄여 피로를 감소시킨다.
주의	**과다 섭취 주의**: 일부에서 위장 장애, 불쾌한 체취(생선 냄새 증후군) 유발 가능 **심혈관 건강 고려**: 일부 연구에서 고용량 섭취 시 심혈관 질환 위험 증가 가능 **흡수율 고려**: 공복 섭취 시 흡수율 증가, 비타민C와 함께 섭취하면 효과적

✅ 코엔자임 Q10 (Coenzyme Q10)

기능	미토콘드리아에서 에너지를 생성하는 데 필수적인 역할을 하고 항산화 작용으로 세포 손상을 방지하며, 심혈관과 심장 기능을 강화하고 혈압을 조절한다.
작용	코엔자임 Q10은 미토콘드리아 내 전자전달계를 통해 에너지 생산을 돕고, 동시에 항산화 작용을 한다.
주의	**혈압 강하 작용**: 코엔자임 Q10은 혈압을 낮추는 효과가 있어, 혈압 강하제를 복용 중인 경우 저혈압 위험이 있을 수 있음. **혈액 응고와의 관계**: 혈액 응고에 영향을 줄 수 있어 와파린(Warfarin) 등 항응고제를 복용하는 경우 주의가 필요함. **수면 장애 유발 가능성**: 코엔자임 Q10이 일부 사람들에게서 불면 증상을 유발할 수 있으므로, 저녁보다는 오전이나 낮에 섭취하는 것이 좋음.

✅ 비타민 B군 (Vitamin B Complex)

기능	비타민 B군은 에너지 대사에 필수적인 역할을 하며, 체내에서 탄수화물, 지방, 단백질을 ATP라는 에너지 형태로 전환하는 데 관여한다. 특히 비타민 B1(티아민), B2(리보플라빈), B3(나이아신), B5(판토텐산), B6(피리독신), B7(비오틴), B9(엽산), B12(코발라민) 등이 에너지 대사에 중요한 역할을 한다.
작용	비타민 B군은 효소 활성화에 관여하여 에너지 대사를 원활하게 하고, 신경계의 기능을 개선하며, 피로 회복을 돕는다. 예를 들어, B1(티아민)은 탄수화물 대사에 중요한 역할을 하며, B6(피리독신)은 단백질 대사와 관련된 효소의 활성화를 돕는다.
주의	**수용성 비타민이지만 과량 섭취 주의**: 대부분 수용성이지만, 과량 섭취 시 피부 발진이나 위장 장애가 발생할 수 있고 특정 비타민(B6 등)은 신경 독성을 유발할 수 있음 **B3(나이아신) 플러싱 반응**: 나이아신(니코틴산) 형태는 혈관 확장으로 인해 얼굴이 달아오르는 플러싱 현상을 유발할 수 있음 **복합제 섭취 시 함량 확인**: 다양한 비타민 B군을 포함하는 제품이 많아 중복 섭취에 주의 **소변 색 변화**: 비타민 B2(리보플라빈) 섭취 후 소변이 진한 노란색으로 변할 수 있음(무해함)

✅ 마그네슘 (Magnesium)

기능	마그네슘은 체내에서 에너지 생성을 돕고, 근육 이완과 신경 안정에도 중요한 역할을 한다. 또한 ATP 합성을 촉진하고, 신경과 근육 세포에서의 칼슘 이동을 조절하여 신경 전도를 개선한다.
작용	마그네슘은 세포 에너지 생성과정에서 필수적인 ATP의 합성을 촉진하며, 대사 작용을 원활하게 한다. 또한 신경 자극 전달과 근육 수축에 중요한 역할을 하여, 피로와 근육 긴장을 줄이는 데 기여한다.
주의	**설사 유발 가능**: 마그네슘은 수용성이 높아 과량 섭취 시 설사를 유발할 수 있으며, 특히 산화마그네슘(Magnesium Oxide) 형태에서 더 두드러짐 **신장 기능 저하 시 주의**: 신장이 약한 사람(만성 신장질환 환자 등)은 마그네슘 배설이 원활하지 않아 고마그네슘혈증 위험이 있음 **일부 약물과 상호작용**: 테트라사이클린계, 퀴놀론계 항생제, 골다공증 치료제(비스포스포네이트) 등의 약물 흡수를 방해할 수 있어 섭취 간격 조절 필요 **마그네슘 형태에 따른 흡수율 차이**: 산화마그네슘보다 구연산마그네슘(Magnesium Citrate), 킬레이트 형태(글리시네이트, 말레이트 등)가 흡수율이 더 높음 **칼슘과 균형 중요**: 마그네슘은 칼슘과 균형을 이루어 작용하므로, 고용량 섭취 시 칼슘 결핍을 유발할 수 있음 **근육 이완 작용**: 고용량 복용 시 심박수 저하, 근육 무력감, 피로감 발생 가능, 수술 전 마그네슘 보충제 복용 주의 (마취제와 상호작용 가능)

✅ 판토텐산 (Pantothenic Acid)

기능	에너지 대사 지원: CoA(코엔자임 A)의 구성 요소로, 탄수화물, 단백질, 지방의 대사에 필수적이고 스트레스 완화: 스트레스 호르몬 생성에 관여하여 피로를 줄인다.
작용	판토텐산은 CoA의 주요 구성 요소로 작용하여 에너지 생산과 지방산 합성에 관여한다.
주의	**고용량 복용 시**: 위장 장애나 두통이 발생할 수 있음

✅ 아미노산 (Amino Acids)

기능	아미노산은 단백질의 기본 구성 요소로, 근육 회복과 에너지 생성에 중요한 역할을 한다. 특히 BCAA(분지쇄 아미노산)는 피로 회복을 도와주는 주요 아미노산으로 알려져 있으며, 글루타민과 같은 아미노산은 면역력 강화에도 기여한다.
작용	아미노산은 근육 손상 회복에 필수적인 역할을 하며, 에너지원으로도 사용된다. BCAA는 근육에서 에너지로 직접 사용되며, 근육 단백질 합성을 촉진하고 피로를 줄이는 데 도움을 준다. 글루타민은 체내 면역 시스템과 장 건강을 지원하며, 에너지와 관련된 기능에 기여한다.
주의	**불균형 섭취 주의**: 특정 아미노산 과다 섭취 시 다른 아미노산 흡수 저해 가능 **신장 건강 고려**: 신장 기능이 저하된 경우 고단백 아미노산 섭취 주의 **흡수율 고려**: 공복 섭취 시 흡수율 증가, 운동 후 섭취 시 회복 도움

근육 회복 촉진

　근육 회복은 운동 후 피로를 해소하고, 근육의 재건을 촉진하는 데 중요한 요소다. 근육 회복이 잘 이루어지지 않으면 만성적인 피로감과 근육 통증이 발생할 수 있다.

✅ 크레아틴 (Creatine)

기능	크레아틴은 근육 내에서 ATP를 빠르게 공급하여 운동 중 강도 높은 활동을 지원한다. 운동 후 근육 회복을 촉진하고, 근육 성장을 돕는다.
작용	크레아틴은 근육 세포에 저장되어 있는 크레아틴 인산의 형태로 에너지를 공급한다. 이 에너지는 운동 중 빠른 에너지 생성에 사용되며, 운동 후에는 근육 재건과 회복을 도와 근육 성장에 기여한다.

주의	**수분 섭취 필수**: 근육 내 수분 증가로 탈수 위험 있으므로 충분한 수분 섭취 필요 **신장 건강 고려**: 신장 기능이 저하된 경우 장기간 고용량 섭취 주의 **흡수율 고려**: 탄수화물과 함께 섭취하면 흡수율 증가

◉ 단백질 보충제 (Protein Supplements)

기능	단백질 보충제는 근육 회복과 성장에 필요한 아미노산을 제공한다. 운동 후에는 손상된 근육을 회복시키기 위해 충분한 단백질 섭취가 필요하다.
작용	단백질은 근육 재건과 단백질 합성을 돕는 핵심 요소다. 운동 후 단백질 합성을 촉진하여 근육이 회복되고, 성장할 수 있도록 지원한다. Whey protein(유청 단백질)은 빠르게 흡수되어 운동 직후에 섭취하기 적합하다.
주의	**소화 문제 고려**: 유당 불내증이 있는 경우 유청 단백질(Whey) 대신 식물성 단백질 선택 **신장 건강 고려**: 신장 질환이 있는 경우 고단백 섭취 주의 **흡수율 고려**: 운동 후 섭취 시 근육 회복 효과 증가

◉ 아르기닌 (Arginine)

기능	아르기닌은 질소 산화물(NO)의 생성을 촉진하여 혈류 개선과 근육 회복을 돕는다. 또한 근육 성장과 피로 회복에 중요한 역할을 한다.
작용	아르기닌은 체내에서 질소 산화물을 생성하여 혈관 확장을 촉진하고, 근육에 산소와 영양분을 원활하게 공급하도록 돕는다. 이로 인해 운동 후 회복이 촉진되고, 근육의 피로 회복과 성장이 이루어진다.
주의	**혈압 저하 가능**: 혈압을 낮추는 효과가 있어 저혈압 환자는 주의 필요 **과다 섭취 주의**: 위장 장애 및 헤르페스 바이러스 활성화 가능 **흡수율 고려**: 공복 섭취 시 흡수율 증가, 시트룰린과 병용 시 효과 상승

스트레스 관리

스트레스는 신체와 정신에 피로를 유발하며, 면역력 저하, 근육 긴장, 에너지 고갈 등을 초래할 수 있다. 스트레스 해소 성분들은 신체의 호르몬 균형을 조절하고, 정신적 안정을 도와 피로를 예방하고 회복하는 데 중요한 역할을 한다.

✅ 아슈와간다 (Ashwagandha)

기능	아슈와간다는 아답토겐으로 분류되는 허브로, 스트레스 해소와 호르몬 균형을 도와준다. 스트레스를 받았을 때 체내 코르티솔 수치를 조절하여 안정시켜준다.
작용	아슈와간다는 위타노라이드(Withanolides) 계열과 알칼로이드(Alkaloids) 등으로 구성되어 호르몬 균형을 개선하고, 코르티솔과 같은 스트레스 호르몬 수치를 조절하여 정신적 안정을 돕는다. 또한, 체내 에너지 수준을 개선하고, 불안감을 줄여 피로 회복을 돕는다.
주의	**호르몬 변화 가능**: 갑상선 호르몬에 영향을 줄 수 있어 갑상선 질환자는 주의 **약물 상호작용**: 면역억제제, 진정제와 병용 시 주의 필요 **흡수율 고려**: 지방과 함께 섭취 시 활성 성분 흡수 증가

✅ 홍경천 (Rhodiola Rosea)

기능	홍경천 성분 로디올라는 아답토겐 성분으로, 스트레스 완화와 피로 회복에 도움이 된다. 정신적 피로를 줄이고, 신체의 에너지 수준을 증가시키는 데 효과적이다.
작용	로디올라의 주요 성분인 로디올로사이드는 스트레스 반응을 개선하고, 피로 회복을 돕는다. 로디올라는 신경계를 안정시키고, 체내 에너지 생성을 촉진하여 스트레스를 받을 때 에너지 고갈을 방지한다.
주의	**수면 영향 고려**: 각성 효과가 있어 저녁 늦게 섭취하는 것은 피하는 것이 좋음 **흡수율 고려**: 공복 섭취 시 효과 증가 가능

✅ 마카 (Maca)

기능	마카는 피로 회복과 체력 증진에 도움이 되는 식물로, 호르몬 균형과 에너지 수준을 개선하여 스트레스를 완화하는 데 효과적이다.
작용	마카는 호르몬 균형을 돕고, 에너지 대사를 촉진하여 체내 피로 회복을 도와준다. 또한, 심리적 안정과 체내 에너지 증진을 통해 스트레스를 완화한다.
주의	**호르몬 변화 가능**: 에스트로겐 수치에 영향을 줄 수 있어 호르몬 관련 질환자는 주의 **과다 섭취 주의**: 일부에서 소화 불량 및 위장 장애 유발 가능

4. 뼈와 관절의 힘

뼈와 관절은 우리의 움직임과 일상적인 활동에 필수적인 역할을 하는데, 나이가 들면서 약해지고 손상되기 쉽다. 뼈 건강을 유지하고 관절의 움직임을 원활하게 하면서 연골을 강화하는 것이 동시에 필요하다. 이 장에서는 뼈와 관절의 힘을 뼈 건강 개선, 관절 보호, 연골 건강으로 분류하여 각각에 해당하는 주요 성분들을 중심으로 설명하려고 한다.

뼈 건강 개선

뼈는 몸의 구조를 지탱하는 중요한 조직으로, 뼈 건강을 유지하기 위해서는 칼슘, 비타민 D, 마그네슘과 같은 성분이 필요하고 뼈 건강이 약해지면 골다공증과 같은 질환에 취약해질 수 있다.

✅ 칼슘 (Calcium)

기능	칼슘은 뼈와 치아를 구성하는 주요 성분으로, 뼈 밀도와 강도를 유지하는 데 중요한 역할을 한다. 또한, 신경전달, 근육 수축, 혈액 응고에도 관여한다.
작용	칼슘은 뼈의 무기질화 과정을 통해 강도를 높이며, 뼈 세포가 계속해서 새로운 뼈를 생성하는 데 필요한 자원을 제공한다. 칼슘 흡수는 비타민 D와 함께 이루어지며, 신경 전도 및 근육 기능에 중요한 영향을 미친다.
주의	**과다 섭취 주의**: 과량 섭취 시 신장 결석 및 혈관 석회화 위험 증가 **흡수율 고려**: 비타민D와 함께 섭취하면 흡수율 증가, 탄산칼슘은 식후 섭취 권장 **철, 마그네슘, 아연 흡수 저해**: 장에서 다른 미네랄 흡수를 방해할 수 있음

✅ 비타민 D (Vitamin D)

기능	비타민 D는 칼슘 흡수를 촉진하고 뼈 건강을 유지하는 데 중요한 역할을 하며 면역 체계와 신경계 건강에도 영향을 미친다.
작용	비타민 D는 소장에서 칼슘의 흡수를 증가시키고, 뼈에 칼슘을 저장하도록 돕는다. 비타민 D의 결핍은 골다공증을 유발할 수 있으며, 특히 노인과 햇볕을 자주 쬐지 않는 사람에게 필요하다.
주의	**지용성 비타민**: 과량 섭취 시 고칼슘혈증, 신장 손상 우려 **흡수율 고려**: 지방이 포함된 식사와 함께 섭취하면 흡수율 증가 **약물 상호작용**: 칼슘과 함께 섭취 시 혈중 칼슘 농도 증가 가능성 있음

✅ 마그네슘 (Magnesium)

기능	마그네슘은 뼈의 강도와 구조를 유지하는 데 필요하며, 칼슘 대사에 중요한 역할을 한다. 또한, 마그네슘은 근육 이완과 신경 안정을 돕는다.

작용	마그네슘은 칼슘과 함께 뼈의 무기질화 과정에 관여하며, 뼈 형성을 돕는다. 또한, 마그네슘은 비타민 D의 활성화를 돕고, 칼슘이 뼈에 제대로 흡수되도록 한다.
주의	**설사 유발 가능**: 마그네슘은 수용성이 높아 과량 섭취 시 설사를 유발할 수 있으며, 특히 산화마그네슘(Magnesium Oxide) 형태에서 더 두드러짐 **신장 기능 저하 시 주의**: 신장이 약한 사람(만성 신장질환 환자 등)은 마그네슘 배설이 원활하지 않아 고마그네슘혈증 위험이 있음 **일부 약물과 상호작용**: 테트라사이클린계, 퀴놀론계 항생제, 골다공증 치료제(비스포스포네이트) 등의 약물 흡수를 방해할 수 있어 섭취 간격 조절 필요 **마그네슘 형태에 따른 흡수율 차이**: 산화마그네슘보다 구연산마그네슘(Magnesium Citrate), 킬레이트 형태(글리시네이트, 말레이트 등)가 흡수율이 더 높음 **칼슘과 균형 중요**: 마그네슘은 칼슘과 균형을 이루어 작용하므로, 고용량 섭취 시 칼슘 결핍을 유발할 수 있음 **근육 이완 작용**: 고용량 복용 시 심박수 저하, 근육 무력감, 피로감 발생 가능, 수술 전 마그네슘 보충제 복용 주의 (마취제와 상호작용 가능)

관절 보호

관절 건강은 일상적인 움직임을 원활하게 하며, 관절염과 같은 질환 예방에 중요한 역할을 한다. 관절을 보호하고 그 기능을 유지하는 데 도움이 되는 성분으로는 글루코사민, 콘드로이친, MSM 등이 있다.

✅ 글루코사민 (Glucosamine)

기능	글루코사민은 연골 형성에 중요한 성분으로, 관절염 예방 및 치료에 효과적이다. 또한, 연골 보호 및 관절 건강 유지에도 도움을 준다.
작용	글루코사민은 연골 세포에서 중요한 연골 기질을 생성하는 데 관여하며, 염증 완화와 통증 감소에도 효과적이다. 관절의 충격 흡수 기능을 개선하고, 연골의 재생과 유지를 돕는다.

주의	**알레르기 주의**: 갑각류에서 추출되므로 알레르기 있는 경우 주의 **당뇨 환자 주의**: 혈당 수치에 영향을 미칠 가능성이 있음 **약물 상호작용**: 혈액 희석제(와파린)와 함께 복용 시 출혈 위험 증가

● 콘드로이친 (Chondroitin)

기능	콘드로이친은 연골 조직의 주요 구성 요소로, 관절의 윤활과 충격 흡수를 돕는다. 또한 연골 파괴 방지에 효과적이다.
작용	콘드로이친은 연골에 수분을 공급하고, 연골이 부서지지 않도록 보호한다. 또한, 염증을 줄이고, 연골 세포의 건강을 유지하는 데 도움을 주며 염증성 관절 질환에서 효과적으로 작용할 수 있다.
주의	**혈액 희석 효과**: 항응고제와 함께 복용 시 출혈 위험 증가 가능성 **알레르기 주의**: 상어연골에서 유래한 경우 해산물 알레르기 주의 **흡수율 고려**: 단독 섭취보다는 글루코사민과 함께 섭취하면 효과가 증가함

● MSM (Methylsulfonylmethane)

기능	MSM은 관절 건강과 근육 회복에 중요한 역할을 하며, 염증 완화와 통증 감소에 효과적이다.
작용	MSM은 황(Sulfur)이 포함된 화합물로, 연골의 결합 조직을 강화하고, 염증을 줄이는 데 도움을 준다. 또한, 통증 완화 및 혈액 순환 촉진에도 기여하여 관절 운동성을 개선한다.
주의	**혈액 희석 효과 가능성**: MSM은 항응고 작용이 있을 수 있어 와파린(Warfarin) 등의 혈액 희석제와 병용 시 출혈 위험이 증가할 수 있음 **알레르기 반응 주의**: 황(Sulfur) 성분이 포함되어 있어 황에 민감한 사람은 주의가 필요 **위장 장애 유발 가능**: 일부 사용자에게서 속 쓰림, 메스꺼움, 설사 등의 위장 관련 부작용이 발생할 수 있음 **수술 전후 복용 주의**: 혈액 응고에 영향을 미칠 수 있으므로, 수술 예정자는 최소 2주 전부터 MSM 복용을 중단하는 것을 권장

연골 건강

연골은 관절 내에서 뼈와 뼈가 맞닿지 않게 해주는 중요한 조직이다. 연골의 건강을 유지하려면 적절한 영양 성분이 필요하다.

✅ MSM (Methylsulfonylmethane)

기능	MSM은 연골의 구조를 강화하고, 염증을 줄이며 연골 손상을 방지하는 데 중요한 역할을 한다. 또한, 통증 완화와 근육 회복 촉진에도 효과적이다.
작용	MSM은 황을 공급하여 연골의 결합 조직을 강하게 유지하며, 염증을 줄여 연골을 보호한다. 또한, 항염 효과를 통해 연골의 재생을 촉진하고, 통증 완화에도 기여한다.
주의	**혈액 희석 효과 가능성**: MSM은 항응고 작용이 있을 수 있어 와파린(Warfarin) 등의 혈액 희석제와 병용 시 출혈 위험이 증가할 수 있음 **알레르기 반응 주의**: 황(Sulfur) 성분이 포함되어 있어 황에 민감한 사람은 주의가 필요 **위장 장애 유발 가능**: 일부 사용자에게서 속 쓰림, 메스꺼움, 설사 등의 위장 관련 부작용이 발생할 수 있음 **수술 전후 복용 주의**: 혈액 응고에 영향을 미칠 수 있으므로, 수술 예정자는 최소 2주 전부터 MSM 복용을 중단하는 것을 권장

✅ 히알루론산 (Hyaluronic Acid)

기능	히알루론산은 관절의 윤활과 충격 흡수를 도와주는 중요한 성분이며 연골의 수분 공급에 중요한 역할을 한다.
작용	히알루론산은 관절 윤활액의 주요 성분으로, 관절 내에서 마찰을 줄이고 충격을 흡수하는 기능을 한다. 또한, 연골에 수분을 공급하여 연골이 부드럽고 건강하게 유지되도록 돕는다.
주의	**알레르기 주의**: 일부 제품은 닭 벼슬에서 추출되므로 알레르기 확인 필요 **흡수율 고려**: 저분자 히알루론산이 체내 흡수율이 높음

✅ 콜라겐 (Collagen)

기능	콜라겐은 연골을 구성하는 중요한 단백질로, 연골의 탄력성과 구조적 안정성을 제공한다. 또한, 관절 건강을 유지하는 데 중요한 역할을 한다.
작용	콜라겐은 연골의 주요 구성 요소로, 연골의 구조적 강도와 탄력성을 유지하는 데 필요하다. 특히, 콜라겐 타입 II는 관절의 건강과 유연성을 개선하고, 염증 완화에 기여한다.
주의	**흡수율 고려**: 저분자 펩타이드 형태가 흡수율이 높음 **비타민C와 함께 섭취 추천**: 합성을 촉진하여 효과 증가 **알레르기 반응 가능성**: 어류(Fish)나 소(Bovine) 유래 콜라겐을 사용하는 경우, 해당 성분에 알레르기가 있는 사람은 주의가 필요 **과다 섭취 시** 소화 불량, 복부 팽만감 유발 가능

5. 심혈관 건강의 힘

심혈관 건강은 심장과 혈관의 기능을 원활하게 유지하는 것으로 신체의 건강을 유지하는 데 필수적인 요소다. 심혈관 질환은 심장병, 고혈압, 동맥경화증 등을 유발할 수 있으므로, 이를 예방하고 관리하기 위한 건강기능식품이 도움이 될 수 있다. 이 장에서는 심혈관 건강을 콜레스테롤 관리, 혈압 관리, 혈액순환 촉진으로 분류하여 각각에 해당하는 주요 성분들을 중심으로 설명하려고 한다.

콜레스테롤 관리

콜레스테롤은 심혈관 건강에 중요한 역할을 하며, 과도한 콜레스테롤은 심혈관 질환을 유발할 수 있다. 이를 관리하기 위해서는 콜레스테롤 수치를 정상 범위로 유지하는 것이 중요하며 오메가-3, 폴리코사놀, 피토스테롤은 콜레스테롤 수치를 관리하는 데 도움을 준다.

✅ 오메가-3 (Omega-3)

기능	오메가-3 지방산은 HDL(고밀도 지단백)을 증가시키고, LDL(저밀도 지단백)과 중성지방 수치를 낮추는 데 도움을 준다. 이는 심혈관 질환 예방에 매우 효과적이다.
작용	오메가-3 지방산은 혈액의 점도를 낮추고, 동맥경화증을 예방하며, 혈전 형성을 억제하여 심혈관 질환을 예방한다. 또한, 염증 감소 효과를 통해 심장 건강을 지원한다.
주의	**혈액 희석 효과**: 항응고제(와파린, 아스피린)나 혈압 강하제와 함께 복용하면 출혈 위험이 증가할 수 있음 **수술 예정**이 있다면 최소 2주 전부터 복용을 중단하는 것이 좋음 **위장 장애(속 쓰림, 메스꺼움, 설사 등)가 발생**할 수 있으니 공복보다는 식사와 함께 섭취하는 것이 좋음 산패된 오메가3(비린내가 심한 경우)를 섭취하면 활성 산소를 증가시킬 수 있으니 **반드시 신선한 제품을 선택** 어류에서 추출한 오메가3는 중금속(수은 등) 오염 위험이 있으므로, **정제 과정을 자세히 확인하기**

✅ 폴리코사놀 (Policosanol)

기능	폴리코사놀은 콜레스테롤 수치를 낮추는 데 도움을 주며, 심혈관 질환 예방에 효과적이다.
작용	폴리코사놀은 간에서 콜레스테롤 합성 억제를 통해 LDL 콜레스테롤을 낮추고, HDL 콜레스테롤을 증가시킨다. 또한, 혈압을 낮추고 혈액 순환을 개선하는 효과도 있다.
주의	**혈액 응고를 억제하는 효과**: 항응고제(와파린 등)와 함께 복용 시 출혈 위험이 증가할 수 있음 **저혈압이 있는 경우** 혈압이 더 낮아질 수 있으니 주의 **위장 장애가 있는 경우** 식사와 함께 섭취

✅ 피토스테롤 (Phytosterol)

기능	피토스테롤은 식물성 스테롤로, 콜레스테롤 흡수를 억제하여 콜레스테롤 수치를 낮추는 데 효과적이다.
작용	피토스테롤은 소장에서 콜레스테롤 흡수를 방해하며, 이로 인해 혈중 LDL 콜레스테롤 수치를 감소시킨다. 피토스테롤은 동맥 경화 예방과 심혈관 질환 예방에 기여한다.
주의	**혈액 응고를 억제하는 효과**: 항응고제(와파린 등)와 함께 복용 시 출혈 위험이 증가할 수 있음 **저혈압이 있는 경우** 혈압이 더 낮아질 수 있으니 주의

혈압 관리

고혈압은 심혈관 질환의 주요 원인 중 하나로, 혈압을 관리하는 것이 중요하다. 아르기닌, 코엔자임 Q10, 마그네슘은 혈압을 효과적으로 관리하는 데 도움이 되는 성분이다.

✅ 아르기닌 (Arginine)

기능	아르기닌은 혈압 관리와 심혈관 건강을 유지하는 데 중요한 역할을 하는 아미노산이다. 혈관 확장을 촉진하여 혈류 개선에 도움을 준다.
작용	아르기닌은 산화질소(NO)를 생성하는데, 이는 혈관 확장을 유도하여 혈압을 낮추는 데 기여한다. 또한, 심혈관계의 혈류 개선과 동맥 건강 유지에 중요한 역할을 한다.
주의	**혈관을 확장 효과**: 저혈압 환자는 주의 **혈액 희석제(아스피린, 와파린 등)와 함께 복용 시** 출혈 위험이 증가할 수 있음 **심혈관 질환 환자는** 복용 전 의사와 상담이 필요 **헤르페스(HSV) 바이러스 활성화를 촉진할 가능성**: 헤르페스 병력이 있다면 주의

✅ 코엔자임 Q10 (Coenzyme Q10)

기능	코엔자임 Q10은 세포 에너지 생성에 필수적인 물질로, 심혈관 건강을 유지하는 데 도움을 줍니다. 또한, 혈압을 낮추는 데 효과적이다.
작용	코엔자임 Q10은 세포 내 미토콘드리아에서 에너지 생산을 돕고, 혈관의 이완을 촉진하여 혈압을 안정시킨다. 또한, 항산화 효과를 통해 심장 질환 예방에도 기여한다.
주의	**혈압 강하 작용**: 코엔자임 Q10은 혈압을 낮추는 효과가 있어, 혈압 강하제를 복용 중인 경우 저혈압 위험이 있을 수 있음. **혈액 응고와의 관계**: 혈액 응고에 영향을 줄 수 있어 와파린(Warfarin) 등 항응고제를 복용하는 경우 주의가 필요함. **수면 장애 유발 가능성**: 코엔자임 Q10이 일부 사람들에게서 불면 증상을 유발할 수 있으므로, 저녁보다는 오전이나 낮에 섭취하는 것이 좋음.

✅ 마그네슘 (Magnesium)

기능	마그네슘은 혈압 조절과 심혈관 건강 유지에 중요한 미네랄로, 혈압을 낮추고 심장 건강을 지원한다.
작용	마그네슘은 혈관 이완을 유도하여 혈압을 낮추는 효과가 있으며, 나트륨 배출을 촉진하여 혈압을 안정시킨다. 또한, 심장의 리듬을 안정시켜 심혈관계 질환을 예방한다.
주의	**설사 유발 가능**: 마그네슘은 수용성이 높아 과량 섭취 시 설사를 유발할 수 있으며, 특히 산화마그네슘(Magnesium Oxide) 형태에서 더 두드러짐 **신장 기능 저하 시 주의**: 신장이 약한 사람 (만성 신장질환 환자 등)은 마그네슘 배설이 원활하지 않아 고마그네슘혈증 위험이 있음 **일부 약물과 상호작용**: 테트라사이클린계, 퀴놀론계 항생제, 골다공증 치료제 (비스포스포네이트) 등의 약물 흡수를 방해할 수 있어 섭취 간격 조절 필요 **마그네슘 형태에 따른 흡수율 차이**: 산화마그네슘보다 구연산마그네슘 (Magnesium Citrate), 킬레이트 형태(글리시네이트, 말레이트 등)가 흡수율이 더 높음 **칼슘과 균형 중요**: 마그네슘은 칼슘과 균형을 이루어 작용하므로, 고용량 섭취 시 칼슘 결핍을 유발할 수 있음 **근육 이완 작용**: 고용량 복용 시 심박수 저하, 근육 무력감, 피로감 발생 가능, 수술 전 마그네슘 보충제 복용 주의 (마취제와 상호작용 가능)

혈액순환 촉진

혈액 순환이 원활하지 않으면 심혈관 질환, 뇌졸중, 심근경색 등의 위험이 증가한다. 은행잎 추출물과 레드 와인 추출물(레즈베라트롤)은 혈액 순환을 촉진하는 데 중요한 역할을 한다.

✅ 은행잎 추출물 (Ginkgo Biloba Extract)

기능	은행잎 추출물은 혈액 순환 개선과 항산화 효과가 뛰어난 성분으로, 심혈관 건강을 증진하는 데 기여한다.
작용	은행잎 추출물은 혈관 확장과 혈류 개선을 유도하여, 두뇌와 말초 혈액 순환을 돕는다. 또한, 항산화 작용을 통해 혈관 손상 예방과 혈액 응고 방지에 효과적이다.
주의	**혈액 응고 저해**: 항응고제(와파린, 아스피린 등)와 함께 복용하면 출혈 위험이 증가할 수 있으므로 수술 예정자는 최소 2주 전부터 섭취 중단 필요. **두통, 어지러움, 위장 장애 등의 부작용**이 나타날 수 있으므로 이상 반응이 있으면 섭취를 중단함 **임산부, 수유부, 수술을 앞둔 환자**는 복용을 피하는 것이 좋음 **두통, 어지러움 가능성**: 혈류 개선 효과로 인해 저혈압, 두통, 어지러움 발생할 수 있음.

✅ 레스베라트롤 (Resveratrol)

기능	레스베라트롤은 항산화 작용과 혈액 순환 촉진에 효과적인 성분으로, 심혈관 건강을 지원한다.
작용	레스베라트롤은 산화질소(NO)를 촉진하여 혈관 확장을 돕고, 혈액 순환을 개선한다. 또한, 염증을 감소시키고 심장 보호 효과를 가져와 심혈관 질환 예방에 기여한다.
주의	**혈액 희석 효과**: 항응고제와 함께 복용하면 출혈 위험이 증가할 수 있음 **에스트로겐과 유사한 작용**: 호르몬 관련 질환(유방암, 난소암 등)이 있는 경우 주의 **철분 흡수를 방해**할 수 있어 빈혈이 있는 경우 섭취량을 조절

6. 피부 건강의 힘

피부는 우리 몸에서 가장 큰 장기이며, 외부 환경으로부터 우리의 몸을 보호하는 중요한 역할을 한다. 이 장에서는 피부 건강을 피부 탄력과 피부 보호, 피부 노화 방지로 나누어 각각에 해당하는 주요 성분들을 중심으로 설명하려고 한다.

피부 탄력

피부의 탄력은 콜라겐과 히알루론산, 그리고 비타민 C와 같은 성분에 의해 유지된다. 이들은 피부의 구조와 수분을 지원하여 피부가 탄력 있고 건강한 상태를 유지할 수 있도록 돕는다.

✅ 콜라겐 (Collagen)

기능	콜라겐은 피부의 구조적 단백질로, 피부의 탄력성과 강도를 유지하는 데 중요한 역할을 한다. 나이가 들면서 피부 내 콜라겐 생성이 감소하므로, 이를 보충하는 것이 피부 건강 유지에 중요하다.
작용	콜라겐은 피부의 주요 구조 단백질로, 피부에 형태와 탄력을 제공하며 세포 재생을 촉진한다. 콜라겐 보충은 주름 감소, 피부 재생을 돕고, 피부가 탄력 있게 유지될 수 있도록 도와준다.
주의	**흡수율 고려**: 저분자 펩타이드 형태가 흡수율이 높음 **비타민C와 함께 섭취 추천**: 합성을 촉진하여 효과 증가 **알레르기 반응 가능성**: 어류(Fish)나 소(Bovine) 유래 콜라겐을 사용하는 경우, 해당 성분에 알레르기가 있는 사람은 주의가 필요 **과다 섭취 시** 소화 불량, 복부 팽만감 유발 가능

✅ 히알루론산 (Hyaluronic Acid)

기능	히알루론산은 피부 수분 유지와 수분 함량을 높여주어 피부 탄력을 증가시키는 효과가 있다.
작용	히알루론산은 피부 세포 간의 수분을 유지하고, 피부의 수분 보호 장벽을 강화하여 피부가 건조해지지 않도록 한다. 또한, 콜라겐 합성 촉진과 세포 재생을 도와 피부의 탄력성을 증가시킨다.
주의	**알레르기 반응(두드러기, 가려움증) 발생 가능** (특히 동물성 유래 제품) **과량 섭취 시** 체내 수분저류로 인한 부종 가능 **임산부 및 수유부**는 안전성 연구가 부족하므로 주의

✅ 비타민 C (Vitamin C)

기능	비타민 C는 피부의 항산화 및 콜라겐 합성에 필수적인 성분으로, 피부 재생과 피부 탄력을 유지하는 데 효과적이다.
작용	비타민 C는 콜라겐 합성을 촉진하고, 자유 라디칼에 의한 피부 손상을 방지하는 항산화 작용을 한다. 또한, 피부의 피로 회복과 회복력 강화에 도움을 주어 피부가 더 탄력 있게 유지되도록 돕는다.
주의	**과다 섭취 주의**: 고용량 섭취 시 설사 등 위장 장애 및 신장 결석 위험 증가 **위산 분비를 촉진**하여 위장 장애(속쓰림, 설사) 발생 가능 **철분 흡수를 증가**시켜 혈색소증(철분 과다증) 환자는 주의 **흡수율 고려**: 음식과 함께 섭취하면 위장 부담 감소, 철분과 함께 섭취 시 흡수율 증가

피부 보호

피부 보호는 자외선과 자유 라디칼으로부터 피부를 보호하는 중요한 과정이다. 아스타잔틴, 비타민 E, 베타카로틴은 피부를 산화 스트레스로부터 보호하고, 피부 건강을 지키는 데 중요한 역할을 한다.

✅ 아스타잔틴 (Astaxanthin)

기능	아스타잔틴은 강력한 항산화제로, 피부를 자외선과 자유 라디칼로부터 보호하며, 피부의 산화 손상을 예방하고, 피부 건강을 유지하는 데 효과적이다.
작용	아스타잔틴은 자유 라디칼을 중화시키는 항산화 작용을 통해, 피부가 자외선과 환경적 스트레스로부터 손상되는 것을 방지한다. 또한, 피부의 염증을 감소시키고, 세포 재생을 촉진하여 피부 건강을 보호한다.
주의	**항응고제와의 상호작용**: 혈액 응고를 방해할 가능성이 있어, 와파린 (Warfarin) 등 항응고제를 복용하는 경우 주의가 필요함. **알레르기 반응 가능성**: 해조류나 갑각류에서 추출된 아스타잔틴은 해산물 알레르기가 있는 경우 주의가 필요함. **과다 섭취 시 피부 색 변화 가능성**: 고용량 섭취 시 피부가 약간 붉은 톤을 띠는 등 색소 변화가 발생할 수 있음. (일시적이며 중단 시 정상화됨)

✅ 비타민 E (Vitamin E)

기능	비타민 E는 항산화제로서 피부 보호에 효과적이다. 피부의 자극과 염증을 줄이며, 피부 노화 방지와 피부 건강 유지에 중요한 역할을 한다.
작용	비타민 E는 산화 스트레스를 줄이고, 피부를 자외선 및 환경 오염물질로부터 보호하는 데 도움을 준다. 또한, 피부 세포 재생을 촉진하고 피부를 부드럽게 만들어 피부 건강을 유지한다.
주의	**과다 섭취 주의**: 고용량 섭취 시 혈액 응고 저해로 출혈 위험 증가 가능 **흡수율 고려**: 지방과 함께 섭취하면 흡수율 증가 **약물 상호작용**: 항응고제 및 아스피린과 병용 시 주의 필요

✅ 베타카로틴 (Beta-Carotene)

기능	베타카로틴은 비타민 A 전구체로, 피부 보호와 피부 건강 증진에 중요한 역할을 한다.
작용	베타카로틴은 항산화 작용을 통해 피부의 자유 라디칼을 중화시키고, 피부의 자극을 완화한다. 또한, 비타민 A로 변환되어 피부 세포의 재생과 피부 건강 유지에 기여한다.
주의	**흡연자는 과량 섭취 시 폐암 위험 증가 가능성 보고됨** 과다 섭취 시 피부 황변(카로티노이드증) 발생 가능 (일시적이며 중단하면 정상화됨) 비타민 A와 중복 섭취 시 과잉 위험(간 독성, 두통, 어지러움 유발 가능)

피부 노화 방지

피부 노화는 자외선과 환경적 스트레스, 체내 기능 저하 등 여러 요인으로 발생한다. 실리마린, 녹차 추출물, 루테인은 피부 노화를 방지하고 지연시키는 데 중요한 성분이다.

✅ 실리마린 (Silymarin)

기능	실리마린은 간 건강에 유익한 성분으로 알려져 있지만, 피부 노화 방지에도 중요한 역할을 한다. 강력한 항산화 작용을 통해 피부를 자유 라디칼로부터 보호한다.
작용	실리마린은 자유 라디칼을 중화시키고, 피부 세포의 산화 스트레스를 감소시키며, 피부의 노화 방지에 도움을 준다. 또한, 피부의 항염증 작용을 도와 피부가 더 탄력적이고 건강하게 유지될 수 있도록 한다.
주의	**간 해독 작용이 있지만, 간 기능이 약한 사람에게 과량 섭취는 오히려 부담이 될 수 있음** 알레르기 반응(특히 국화과 식물 알레르기) 발생 가능 에스트로겐 수용체에 영향을 줄 수 있어 호르몬 관련 질환 환자는 주의

✅ 녹차 추출물 (Green Tea Extract, EGCG)

기능	녹차 추출물은 강력한 항산화제로, 피부의 노화 방지와 자외선 차단 효과가 있다.
작용	녹차에 포함된 카테킨 성분은 자유 라디칼을 중화시키고, 피부 염증을 감소시킨다. 또한, 자외선으로 인한 피부 손상을 예방하며, 콜라겐 합성을 촉진해 피부의 탄력을 유지하는 데 도움을 준다.
주의	**간 독성 가능성**: EGCG(에피갈로카테킨 갈레이트) 성분이 고용량일 경우 간 손상 유발 가능성이 보고되고 공복 섭취 시 간 부담 증가할 수 있어 식사와 함께 복용 추천 **카페인 함유로 인한 부작용**: 불면증, 심박수 증가, 신경과민이 유발될 수 있어 카페인 민감한 사람은 섭취 주의 **철분 흡수 저해**: 녹차 속 탄닌 성분이 철분 흡수를 방해할 수 있어 철분제와 함께 복용 시 2시간 이상 간격 유지 추천 **위장 장애 가능성**: 일부에서 속쓰림, 위염 유발 가능

✅ 루테인 (Lutein)

기능	루테인은 강력한 항산화 성분으로, 피부 노화 방지와 자외선 차단에 유익하다.
작용	루테인은 자유 라디칼을 중화시키고, 자외선에 의한 피부 손상을 예방한다. 또한, 피부의 염증 반응을 줄여 피부의 건강을 유지하고, 피부 노화를 지연시키는 효과가 있다.
주의	**과다 섭취 시 피부 색 변화 가능성**: 루테인을 고용량으로 장기간 섭취하면 피부가 황색을 띠는 '카로테노이드 피부증'이 나타날 기능성 **지용성 비타민과의 상호작용**: 비타민 A, D, E, K와 같은 지용성 비타민의 흡수를 방해할 가능성이 있으므로 균형 있는 섭취가 필요 **특정 항응고제와의 병용 주의**: 루테인이 혈류 개선에 영향을 줄 수 있어 와파린(Warfarin) 등의 항응고제와 함께 복용 시 주의

7. 시력 보호의 힘

시력 보호는 눈 건강을 유지하고 향상시키는 데 중요한 요소로, 자외선, 블루라이트, 환경적인 스트레스 등 다양한 요인에 의해 영향을 받는다. 이 장에서는 눈 건강을 눈 건강 증진, 황반 보호, 눈 피로 회복으로 나누어 각각에 해당하는 주요 성분들을 중심으로 설명하려고 한다.

눈 건강 증진

눈 건강 증진을 위한 대표적인 성분은 루테인, 제아잔틴, 그리고 비타민 A다. 이 성분들은 눈의 망막과 황반을 보호하고, 시력 저하를 방지하는 데 중요한 역할을 한다.

✅ 루테인 (Lutein)

기능	루테인은 망막과 황반을 보호하는 데 중요한 역할을 하는 항산화 물질로서 자외선과 블루라이트로부터 눈을 보호하고, 황반변성 예방에 도움을 준다.
작용	루테인은 강력한 항산화 작용을 통해 자유 라디칼을 중화시킨다. 또한, 자외선과 블루라이트의 유해한 영향을 차단하여 눈을 보호하고, 망막과 황반의 건강을 유지하는 데 도움을 주며 눈의 세포 보호와 피로 회복에도 기여한다.
주의	**과다 섭취 시 피부 색 변화 가능성**: 루테인을 고용량으로 장기간 섭취하면 피부가 황색을 띠는 '카로테노이드 피부증'이 나타날 가능성 **지용성 비타민과의 상호작용**: 비타민 A, D, E, K와 같은 지용성 비타민의 흡수를 방해할 가능성이 있으므로 균형 있는 섭취가 필요 **특정 항응고제와의 병용 주의**: 루테인이 혈류 개선에 영향을 줄 수 있어 와파린(Warfarin) 등의 항응고제와 함께 복용 시 주의

✅ 지아잔틴 (Zeaxanthin)

기능	지아잔틴은 루테인과 함께 작용하여 망막의 건강을 지키는 데 중요한 역할을 하는 항산화 성분이다. 또한 황반에 집중적으로 존재하며, 시력 보호와 피로 완화에 도움을 준다.
작용	지아잔틴은 자외선과 블루라이트의 유해한 영향을 차단하고, 망막의 구조적 안정성을 유지하며, 시력 보호에 도움을 준다. 또한, 강력한 항산화 작용을 통해 눈 건강을 유지하고, 황반변성을 예방하는 데 효과적이다.
주의	과다 섭취 시 피부 색 변화 가능성: 고용량 섭취 시 피부가 황색을 띠는 '카로테노이드 피부증'이 나타날 수 있음. 비타민 A 및 루테인과의 균형 필요: 지아잔틴은 루테인과 함께 작용하지만, 비타민 A와의 균형이 필요하므로 과도한 섭취를 피해야 함. 흡연자의 과다 섭취 주의: 베타카로틴과 마찬가지로, 흡연자가 고용량의 카로테노이드를 섭취하면 폐암 위험 증가와 관련될 가능성이 있다는 연구가 있음.

✅ 비타민 A (Vitamin A)

기능	비타민 A는 시력을 유지하고 야간 시력을 돕는 데 중요한 역할을 한다. 또한, 망막의 주요 성분인 로돕신을 합성하는 데 필요하다.
작용	비타민 A는 망막의 시각 세포인 간상 세포와 원뿔 세포의 기능을 지원하여 빛을 감지하는 데 도움을 준다. 특히, 야간 시력에 중요한 역할을 하며, 시각 세포의 정상적인 기능을 유지하는 데 필요하다. 또한, 비타민 A는 눈의 점막을 보호하고, 눈의 건조함을 방지하는 데도 기여한다.
주의	**지용성 비타민**으로 과다 섭취 시 간 독성 위험 두통, 메스꺼움, 어지러움, 피부 건조증 유발 가능 **임산부**는 고용량 섭취 주의 (태아 기형 위험 증가)

황반 보호

황반은 눈의 중심 부분으로, 시력의 정확성을 담당하는 중요한 역할을 한다. 빌베리, 비타민 C, 그리고 오메가-3는 황반을 보호하고, 황반변성을 예방하는 데 효과적이다.

● 빌베리 (Bilberry)

기능	빌베리는 눈 건강 유지 및 야맹증 예방하고 망막의 혈류 개선 및 항산화 작용을 한다. 또한, 눈의 피로 완화 및 시력 보호와 눈혈관 건강을 개선한다.
작용	안토시아닌(Anthocyanin) 성분이 망막의 로돕신(Rhodopsin) 재합성을 촉진하여 어두운 곳에서의 시력을 보호하고 강력한 항산화 작용으로 활성산소 제거하면서 망막과 모세혈관 보호하고 혈관 확장 및 혈류 개선을 통해 눈의 피로 완화에 도움을 준다.
주의	**항응고제(와파린, 아스피린)**와 함께 복용 시 출혈 위험 증가 가능 **저혈압 환자**는 주의(혈관 확장 작용) **과다 섭취** 시 위장 장애(속쓰림, 복통, 설사) 가능

● 비타민 C (Vitamin C)

기능	비타민 C는 강력한 항산화 성분으로, 황반 보호 및 눈 건강 증진에 중요한 역할을 한다.
작용	비타민 C는 자유 라디칼을 제거하고, 황반과 망막을 산화 스트레스로부터 보호한다. 또한, 비타민 C는 콜라겐 합성을 촉진하여 눈의 조직 강화와 혈관 건강을 유지하는 데 기여하며 눈의 면역력을 증진시켜 눈 건강을 전반적으로 개선한다.
주의	**과다 섭취 주의**: 고용량 섭취 시 설사 등 위장 장애 및 신장 결석 위험 증가 **위산 분비를 촉진**하여 위장 장애(속쓰림, 설사) 발생 가능 **철분 흡수를 증가**시켜 혈색소증(철분 과다증) 환자는 주의 **흡수율 고려**: 음식과 함께 섭취하면 위장 부담 감소, 철분과 함께 섭취 시 흡수율 증가

✓ 오메가-3 (Omega3)

기능	오메가-3 지방산은 눈의 건강에 필수적인 성분으로, 황반 건강을 보호하고 망막의 기능을 증진시킨다.
작용	오메가-3는 황반변성과 건성 안구염증을 예방하는 데 효과적이다. 또한, 망막의 세포막을 유연하게 유지하고, 눈의 혈액순환을 개선하여 황반의 영양 공급을 원활하게 하여 눈의 건조함을 줄이고, 염증을 완화하는 데 도움을 준다.
주의	**혈액 희석 효과**: 항응고제(와파린, 아스피린)나 혈압 강하제와 함께 복용하면 출혈 위험이 증가할 수 있음 **수술 예정**이 있다면 최소 2주 전부터 복용을 중단하는 것이 좋음 **위장 장애(속 쓰림, 메스꺼움, 설사 등)가 발생**할 수 있으니 공복보다는 식사와 함께 섭취하는 것이 좋음 산패된 오메가3(비린내가 심한 경우)를 섭취하면 활성 산소를 증가시킬 수 있으니 **반드시 신선한 제품을 선택** 어류에서 추출한 오메가3는 중금속(수은 등) 오염 위험이 있으므로, **정제 과정을 자세히 확인하기**

눈 피로 회복

눈의 피로는 장시간의 컴퓨터 사용, 스마트폰 사용, 책 읽기 등으로 인해 발생할 수 있다. 아르기닌, 비타민 B군, 그리고 마그네슘은 눈의 피로를 회복하고, 눈 건강을 증진하는 데 유용한 성분이다.

✓ 아르기닌 (Arginine)

기능	아르기닌은 혈액 순환을 개선하는 성분으로, 눈의 피로 회복에 도움을 준다.
작용	아르기닌은 산화질소(NO)를 생성하여 혈액순환을 촉진시키고, 눈의 피로를 완화한다. 또한, 눈의 혈류 개선을 통해 눈 건강을 지원하고, 장시간의 작업 후 피로를 빠르게 회복시킬 수 있다.

주의	혈관 확장 효과: 저혈압 환자는 주의 혈액응고에 영향: 항응고제 복용 중인 경우 전문가 상담 필요 통풍(고요산혈증) 환자: 요산 수치를 증가시킬 수 있으므로 주의 위장 장애(복통, 설사, 메스꺼움) 발생 가능

✅ 비타민 B군 (Vitamin B Complex)

기능	비타민 B군은 눈 건강 유지와 피로 회복에 중요한 역할을 한다. 특히 비타민 B2(리보플라빈)는 눈의 피로를 완화하는 데 효과적이다.
작용	비타민 B군은 눈의 세포에 에너지 공급을 돕고, 신경 건강을 지원하여 눈의 피로 회복을 촉진한다. 또한, 시력 보호와 눈 건강 유지에 중요한 역할을 한다.
주의	수용성 비타민이지만 과량 섭취 주의: 대부분 수용성이지만, 과량 섭취 시 피부 발진이나 위장 장애가 발생할 수 있고 특정 비타민(B6 등)은 신경 독성을 유발할 수 있음 B3(나이아신) 플러싱 반응: 나이아신(니코틴산) 형태는 혈관 확장으로 인해 얼굴이 달아오르는 플러싱 현상을 유발할 수 있음 복합제 섭취 시 함량 확인: 다양한 비타민 B군을 포함하는 제품이 많아 중복 섭취에 주의 소변 색 변화: 비타민 B2(리보플라빈) 섭취 후 소변이 진한 노란색으로 변할 수 있음(무해함)

✅ 마그네슘 (Magnesium)

기능	마그네슘은 눈 피로를 완화하고, 눈의 근육을 이완시키는 데 중요한 역할을 한다.
작용	마그네슘은 근육 이완을 촉진하여 눈 근육의 긴장을 줄이고, 눈의 피로를 완화한다. 또한, 눈의 혈액순환을 개선하여, 장시간 작업 후에도 눈의 피로 회복을 빠르게 돕는다.

주의	**설사 유발 가능**: 마그네슘은 수용성이 높아 과량 섭취 시 설사를 유발할 수 있으며, 특히 산화마그네슘(Magnesium Oxide) 형태에서 더 두드러짐 **신장 기능 저하 시 주의**: 신장이 약한 사람(만성 신장질환 환자 등)은 마그네슘 배설이 원활하지 않아 고마그네슘혈증 위험이 있음 **일부 약물과 상호작용**: 테트라사이클린계, 퀴놀론계 항생제, 골다공증 치료제(비스포스포네이트) 등의 약물 흡수를 방해할 수 있어 섭취 간격 조절 필요 **마그네슘 형태에 따른 흡수율 차이**: 산화마그네슘보다 구연산마그네슘(Magnesium Citrate), 킬레이트 형태(글리시네이트, 말레이트 등)가 흡수율이 더 높음 **칼슘과 균형 중요**: 마그네슘은 칼슘과 균형을 이루어 작용하므로, 고용량 섭취 시 칼슘 결핍을 유발할 수 있음 **근육 이완 작용**: 고용량 복용 시 심박수 저하, 근육 무력감, 피로감 발생 가능, 수술 전 마그네슘 보충제 복용 주의 (마취제와 상호작용 가능)

8. 체중 관리의 힘

체중 관리는 단순히 체중 감소나 체지방 연소에 그치지 않고, 건강한 체중 유지와 지속 가능한 체중 관리에 중요한 요소다. 이 장에서는 체중관리를, 체지방 연소 촉진, 식이조절 보조, 식욕 조절로 나누어 각각에 해당하는 주요 성분들을 중심으로 설명하려고 한다.

체지방 연소 촉진

체지방 연소를 촉진하는 성분들은 체중 감량과 체지방 감소를 돕는 중요한 역할을 한다. 대표적인 성분으로는 가르시니아 캄보지아, CLA(공액리놀레산), 녹차 추출물, 카르니틴 등이 있다.

✅ 가르시니아 캄보지아 (Garcinia Cambogia)

기능	가르시니아 캄보지아는 체중 감소를 돕는 성분으로, 지방 축적을 방지하고, 체지방 연소 촉진에 도움을 준다.
작용	가르시니아 캄보지아에 포함된 HCA(Hydroxycitric Acid) 성분은 체내 지방 축적을 방지하고, 지방 합성을 억제한다. 또한 식욕 조절에 영향을 미쳐 과식을 방지하고 인슐린의 분비를 억제하면서 지방 분해를 촉진시켜 체지방 감소에 기여한다.
주의	**간 독성 가능성**: HCA(하이드록시시트릭산) 성분이 간에 부담을 줄 수 있으므로 간 질환 병력이 있는 경우 섭취 주의 **혈당 저하 가능성**: 당뇨약(인슐린, 메트포르민)과 병용 시 저혈당 위험 증가 우려 **위장 장애 가능성**: 복통, 메스꺼움, 설사 발생 가능

✅ 공액리놀레산 (CLA, Conjugated Linoleic Acid)

기능	CLA는 체지방 연소와 근육량 증가에 도움을 주는 성분으로, 체중 감량을 돕고 지방 축적을 줄이는 데 효과적이다.
작용	CLA는 체지방 축적을 억제하고, 지방 연소 촉진 효과를 통해 체중 감소에 기여한다. CLA는 지방 세포의 크기를 줄이고, 체지방을 분해하는 효능을 보여 지방 감소에 도움이 되며 근육량 증가에 긍정적인 영향을 미쳐 체중 감소와 함께 근육 비율을 높이는 효과가 있다.
주의	**혈당 상승 가능성**: 당뇨 환자는 혈당 관리에 영향 줄 수 있어 섭취 주의 **지방간 위험 증가 가능성**: CLA가 지방 대사를 조절하지만, 지방간이나 간 기능 저하 환자는 과량 섭취 주의 **위장 장애 가능성**: 복부팽만, 설사, 메스꺼움 가능

✅ 녹차 추출물 (Green Tea Extract, EGCG)

기능	녹차 추출물은 체지방 연소와 대사 촉진에 효과적인 성분으로, 체중 감량을 지원하고 지방 축적을 억제한다.
작용	녹차 추출물에 포함된 카테킨과 카페인 성분은 대사율을 증가시켜 체지방 연소를 촉진한다. 카테킨은 지방 산화를 증가시키고, 카페인은 열 생성을 촉진하여 에너지 소모를 증가시키며 지방 축적을 방지하고, 체중 감소에 중요한 역할을 한다.
주의	**간 독성 가능성**: EGCG(에피갈로카테킨 갈레이트) 성분이 고용량일 경우 간 손상 유발 가능성이 보고되고 공복 섭취 시 간 부담 증가할 수 있어 식사와 함께 복용 추천 **카페인 함유로 인한 부작용**: 불면증, 심박수 증가, 신경과민이 유발될 수 있어 카페인 민감한 사람은 섭취 주의 **철분 흡수 저해**: 녹차 속 탄닌 성분이 철분 흡수를 방해할 수 있어 철분제와 함께 복용 시 2시간 이상 간격 유지 추천 **위장 장애 가능성**: 일부에서 속쓰림, 위염 유발 가능

식이조절 보조

식이조절을 보조하는 성분들은 포만감 유지와 식이 습관 개선에 도움을 주어 체중 관리에 효과적이다. 주요 성분으로는 차전자피, 식이섬유, 알로에가 있다.

✅ 차전자피 (Psyllium Husk, Plantago Ovata)

기능	차전자피는 식이섬유가 풍부한 성분으로, 식이 조절에 도움을 주고 배변 활동을 원활하게 한다.
작용	차전자피는 수분 흡수를 통해 부풀어 포만감을 유도하고, 식사량 조절에 도움을 준다. 또한, 장 건강을 촉진하고, 배변 활동을 개선하여 소화기 건강을 도우며 체중 감소와 함께 장 운동을 활성화시켜 식이 조절에 도움을 준다.

주의	**위장 장애 가능성**: 섬유질 함량이 높아 초기 섭취 시 복부팽만, 가스 발생, 설사 가능 **수분 부족 시 변비 악화 가능성**: 충분한 물과 함께 섭취하지 않으면 변이 딱딱해지면서 변비가 심해질 수 있으므로 물을 충분히 마시면서 섭취하는 것이 중요 **약물 흡수 방해 가능성**: 섬유질이 약물 흡수를 방해할 수 있어, 다른 약과 최소 1~2시간 간격 두고 복용 필요 **장폐색 위험 가능성**: 장운동이 느린 사람(장폐색 위험군)에게는 섭취 주의 필요

✅ 식이섬유 (Dietary Fiber, Soluble & Insoluble Fiber)

기능	식이섬유는 소화 건강을 돕고, 포만감 유지와 체중 관리에 중요한 역할을 한다.
작용	식이섬유는 수분을 흡수해 장 속에서 팽창하여 포만감을 오래 유지하게 하여 과식을 방지하고, 체중 조절에 기여한다. 또한, 장 건강을 개선하고, 배변 활동을 원활하게 만들어 체중 관리를 돕는다.
주의	**과다 섭취 시 소화 불편**: 가스, 복부 팽만, 변비 또는 설사 유발 가능 **약물 흡수 방해 가능**: 특정 약물(항생제, 갑상선 호르몬 등)과 시간 차를 두고 섭취 필요 **수분 섭취 필수**: 변비 예방을 위해 충분한 물 섭취 필요

✅ 알로에 (Aloe)

기능	알로에는 소화 기능 개선과 체중 관리에 도움을 주는 성분으로, 체내 독소 제거와 장 건강을 지원한다.
작용	알로에는 배변 활동을 원활하게 하고, 장내 환경을 개선하여 소화 기능을 촉진한다. 또한, 알로에는 지방 분해와 체내 독소 제거를 돕는 효과가 있어 체중 관리를 지원한다.

주의	**설사 및 복통 가능성**: 알로인 성분이 강한 완하 작용을 해 설사, 복통, 복부 경련 유발 가능하고 장기 섭취 시 전해질 불균형(칼륨 부족)으로 근육 경련, 피로감 유발 가능 **장기 섭취 시 장 기능 저하 가능성**: 지속적인 완하제 사용은 장의 자율 운동 기능을 약화시켜 변비를 악화할 수 있음 **임산부 주의**: 알로인은 자궁 수축을 유발할 가능성이 있어 임산부에게 위험할 수 있음 **칼륨 결핍 가능성**: 알로인의 강한 이뇨 및 완하 작용으로 칼륨이 과다 배출되어 저칼륨혈증 발생 시 근육 약화, 부정맥, 피로감 유발 가능

식욕 조절

식욕 조절은 체중 관리에서 중요한 요소로, 과식을 방지하고 적정량의 칼로리 섭취를 유지하는 데 기여하는 성분들이 있습니다. 주요 성분으로는 녹차추출물, 난소화성말토덱스트린, 차전자피, 식이섬유 등이 있다.

✅ 난소화성말토덱스트린 (Resistant Maltodextrin)

기능	식이섬유 보충으로 포만감이 증가하고 식후 혈당 상승을 억제한다.
작용	위에서 천천히 소화되면서 식욕 억제 효과가 있고 장내 유익균 증식을 촉진한다.
주의	**과다 섭취 시 위장 장애 가능성**: 다량 섭취하면 가스 생성, 복부 팽만감, 설사 등의 소화기 불편감을 유발할 수 있음. **혈당 관리가 필요한 경우 주의**: 일반 말토덱스트린과 달리 혈당 영향을 덜 미치지만, 개인에 따라 혈당 변화 가능성이 있으므로 당뇨 환자는 주의해야 함. **식이섬유 과다 섭취 주의**: 다른 식이섬유와 함께 과량 섭취하면 배변 활동이 지나치게 활발해질 수 있으므로 적정량을 유지하는 것이 중요함. **특정 약물과의 흡수 저해 가능성**: 식이섬유는 일부 약물(예: 항생제, 지질 저하제 등)의 흡수를 방해할 수 있으므로 함께 복용 시 전문가 상담이 필요함. **알레르기 반응 가능성**: 옥수수, 감자, 밀에서 유래할 수 있으므로 해당 성분에 민감한 사람은 원료를 확인하고 섭취해야 함.

9. 뇌 건강의 힘

뇌 건강은 기억력, 집중력, 그리고 정신적 웰빙을 포함한 다양한 측면에서 중요하며 현대 사회에서는 스트레스, 불규칙한 생활습관, 노화 등의 영향으로 뇌 건강을 유지하는 것이 점점 더 중요해지고 있다. 이 장에서는 뇌건강을 기억력 향상, 집중력 증진, 정신 건강 및 기분 조절로 나누어 각각에 해당하는 주요 성분들을 중심으로 설명하려고 한다.

기억력 향상

기억력 향상은 노화와 스트레스로 인한 뇌의 기능 저하를 예방하고, 인지 능력을 유지하는 데 중요한 요소다. 대표적인 기억력 향상 성분으로는 은행잎 추출물, 포스파티딜세린, 오메가-3가 있다.

✅ 은행잎 추출물 (Ginkgo Biloba Extract)

기능	은행잎 추출물은 뇌 혈류 개선과 인지 기능 향상에 효과적인 성분으로, 기억력 향상과 집중력 강화에 도움을 준다.
작용	은행잎 추출물에 포함된 플라보노이드와 테르펜 성분은 뇌 혈액 순환을 촉진하여 뇌세포에 산소와 영양 공급을 원활하게 한다. 또한, 뇌에서 신경 전달물질의 활성을 증가시켜 기억력과 인지 기능을 개선하는 데 도움을 주며 항산화 작용도 있어 뇌 세포의 산화적 손상을 예방하는 효과가 있다.
주의	**혈액 응고 저해**: 항응고제(와파린, 아스피린 등)와 함께 복용하면 출혈 위험이 증가할 수 있으므로 수술 예정자는 최소 2주 전부터 섭취 중단 필요. **두통, 어지러움, 위장 장애 등의 부작용**이 나타날 수 있으므로 이상 반응이 있으면 섭취를 중단함 **임산부, 수유부, 수술을 앞둔 환자**는 복용을 피하는 것이 좋음 **두통, 어지러움 가능성**: 혈류 개선 효과로 인해 저혈압, 두통, 어지러움 발생할 수 있음.

✅ 포스파티딜세린 (Phosphatidylserine, PS)

기능	포스파티딜세린은 기억력 향상과 인지 기능 개선에 도움을 주는 성분이다.
작용	포스파티딜세린은 세포막의 중요한 구성 요소로, 특히 뇌 세포막에서 중요한 역할을 한다. 이 성분은 뇌세포의 신경 전달을 활성화시키고, 인지 능력과 기억력을 증진시키는 데 기여하며 스트레스 호르몬인 코르티솔의 수치를 조절하여 뇌 건강을 유지하는 데 중요한 역할을 한다.
주의	**혈압 강하 효과**: 혈압약과 함께 복용 시 저혈압 위험 증가 가능성 있음 **소화 불편감 가능성**: 일부에서 설사, 위장 장애, 복부팽만 가능 **신경계 작용**: 수면제, 항우울제, 항불안제 복용 시 의사와 상의 필요

✅ 오메가-3 (Omega-3 Fatty Acids)

기능	오메가-3 지방산은 뇌 건강을 증진시키고 기억력 향상과 인지 기능 유지에 중요한 역할을 한다.
작용	오메가-3 지방산(특히 DHA와 EPA)은 뇌 세포막의 주요 성분으로, 뇌 세포의 유연성을 높여준다. DHA는 신경 전달에 중요한 역할을 하며, 인지 기능과 기억력 향상에 직접적으로 기여하며 염증 감소와 항산화 효과로 뇌 건강을 보호하고, 뇌 세포의 산화적 손상을 방지한다.
주의	**혈액 희석 효과**: 항응고제(와파린, 아스피린)나 혈압 강하제와 함께 복용하면 출혈 위험이 증가할 수 있음 **수술 예정**이 있다면 최소 2주 전부터 복용을 중단하는 것이 좋음 **위장 장애(속 쓰림, 메스꺼움, 설사 등)가 발생**할 수 있으니 공복보다는 식사와 함께 섭취하는 것이 좋음 산패된 오메가3(비린내가 심한 경우)를 섭취하면 활성 산소를 증가시킬 수 있으니 **반드시 신선한 제품을 선택** 어류에서 추출한 오메가3는 중금속(수은 등) 오염 위험이 있으므로, **정제 과정을 자세히 확인하기**

집중력 증진

집중력 증진은 주의력, 학습 능력, 그리고 업무 효율성을 높이는 데 중요한 역할을 합니다. 대표적인 집중력 증진 성분으로는 카페인, 레시틴 등이 있다.

✅ 카페인 (Caffeine)

기능	카페인은 집중력과 각성 상태 유지에 효과적인 성분으로, 뇌 활성화와 주의력 향상에 도움을 준다.
작용	카페인은 아데노신이라는 신경전달물질의 작용을 억제하여 뇌를 각성시키고, 집중력과 주의력을 증가시킨다. 또한 도파민과 노르에피네프린의 분비를 촉진하여 정신적 에너지를 공급하고, 반응 시간을 단축시킨다.
주의	**불면증 및 신경과민 유발 가능성**: 수면제, 항불안제와 병용 시 효과 감소 및 불면증 악화 가능 **심혈관계 부담**: 고혈압, 부정맥 환자는 과량 섭취 주의를 요하며 에너지 드링크, 커피 등과 중복 섭취 시 심박수 증가 가능성 **위장 장애 가능성**: 위산 분비 촉진으로 위염, 속쓰림 유발 가능 **칼슘 배출 증가**: 장기 섭취 시 칼슘 배출 증가로 골밀도 감소 가능

✅ 레시틴 (Lecithin, 인지질)

기능	레시틴은 집중력과 기억력을 높이는 데 효과적인 성분으로, 두뇌 기능 활성화에 도움을 준다.
작용	레시틴에 포함된 콜린은 아세틸콜린의 합성에 중요한 역할을 하며, 신경 전달을 돕는다. 또한, 뇌 세포막의 주요 구성 성분으로, 인지 기능과 집중력을 유지하는 데 기여한다.
주의	**알레르기 반응 가능성**: 대두에서 추출된 경우, 콩 알레르기 있는 사람은 주의 필요 **소화기 장애 가능성**: 일부에서 복부팽만, 설사, 메스꺼움 가능 **지방간 환자 주의**: 지방 대사를 돕지만, 간 기능이 저하된 경우 주의 필요

정신 건강 및 기분 조절

정신 건강과 기분 조절은 스트레스와 불안을 관리하고, 우울감을 예방하는 데 중요한 역할을 한다. 대표적인 정신 건강 및 기분 조절 성분으로는 마그네슘, 비타민 B군, 아세틸-L-카르니틴이 있다.

✅ 마그네슘 (Magnesium)

기능	마그네슘은 정신 건강과 기분 안정에 중요한 역할을 하는 미네랄로, 스트레스 감소와 기분 조절에 효과적이다.
작용	마그네슘은 신경 전달에 중요한 역할을 하며, 신경 안정화 및 근육 이완을 돕는다. 마그네슘은 세로토닌과 같은 기분을 조절하는 신경전달물질의 합성을 촉진시켜 우울감을 예방하고, 스트레스를 완화하는 데 도움을 준다.
주의	**설사 유발 가능**: 마그네슘은 수용성이 높아 과량 섭취 시 설사를 유발할 수 있으며, 특히 산화마그네슘(Magnesium Oxide) 형태에서 더 두드러짐 **신장 기능 저하 시 주의**: 신장이 약한 사람(만성 신장질환 환자 등)은 마그네슘 배설이 원활하지 않아 고마그네슘혈증 위험이 있음 **일부 약물과 상호작용**: 테트라사이클린계, 퀴놀론계 항생제, 골다공증 치료제(비스포스포네이트) 등의 약물 흡수를 방해할 수 있어 섭취 간격 조절 필요 **마그네슘 형태에 따른 흡수율 차이**: 산화마그네슘보다 구연산마그네슘(Magnesium Citrate), 킬레이트 형태(글리시네이트, 말레이트 등)가 흡수율이 더 높음 **칼슘과 균형 중요**: 마그네슘은 칼슘과 균형을 이루어 작용하므로, 고용량 섭취 시 칼슘 결핍을 유발할 수 있음 **근육 이완 작용**: 고용량 복용 시 심박수 저하, 근육 무력감, 피로감 발생 가능, 수술 전 마그네슘 보충제 복용 주의 (마취제와 상호작용 가능)

✅ 비타민 B군 (Vitamin B Complex)

기능	비타민 B군은 정신적 웰빙과 기분 안정에 중요한 역할을 하며, 스트레스 관리와 에너지 생성에 기여한다.
작용	비타민 B군(특히 B6, B12, 엽산)은 뇌 기능에 필요한 신경전달물질의 합성에 관여하고, 세로토닌과 도파민 같은 기분을 조절하는 화학물질의 생산을 도와 기분 전환과 스트레스 해소에 중요한 역할을 한다.
주의	**수용성 비타민이지만 과량 섭취 주의**: 대부분 수용성이지만, 과량 섭취 시 피부 발진이나 위장 장애가 발생할 수 있고 특정 비타민(B6 등)은 신경 독성을 유발할 수 있음 **B3(나이아신) 플러싱 반응**: 나이아신(니코틴산) 형태는 혈관 확장으로 인해 얼굴이 달아오르는 플러싱 현상을 유발할 수 있음 **복합제 섭취 시 함량 확인**: 다양한 비타민 B군을 포함하는 제품이 많아 중복 섭취에 주의 **소변 색 변화**: 비타민 B2(리보플라빈) 섭취 후 소변이 진한 노란색으로 변할 수 있음(무해함)

✅ 아세틸-L-카르니틴 (Acetyl-L-Carnitine, ALCAR)

기능	아세틸-L-카르니틴은 정신적 피로 회복과 기분 개선에 도움이 되는 성분이다.
작용	아세틸-L-카르니틴은 아세틸콜린을 생성하여 두뇌 활성화에 기여하고, 에너지 생성을 촉진시킨다. 또한, 뇌에서 산화 스트레스를 줄이고, 기분 개선과 정신적 웰빙을 증진시키는 데 도움을 준다.
주의	**갑상선 기능 저하 가능성**: 갑상선 호르몬을 억제할 가능성이 있어 갑상선 기능 저하증 환자는 주의 **위장 장애 가능성**: 일부에서 메스꺼움, 설사, 속쓰림 발생 가능 **신경 자극 효과**: 불면증, 초조함, 두통 유발 가능하고 취침 전 섭취 피하는 것이 좋음 **와파린과 상호작용 가능성**: 혈액 응고에 영향을 줄 수 있어 항응고제와 병용 시 출혈 위험 증가 가능

10. 스트레스 완화의 힘

스트레스는 현대인의 삶에서 불가피하게 발생하는 심리적 및 신체적 부담이다. 지속적인 스트레스는 정신적 건강, 신체 건강에 심각한 영향을 미칠 수 있기 때문에 이를 완화하고 관리하는 것이 매우 중요하다. 이 장에서는 스트레스 완화를 심리적 안정, 수면 개선, 불안 해소로 나누어 각각에 해당하는 주요 성분들을 중심으로 설명하려고 한다.

심리적 안정

스트레스 상황에서 정신적 안정을 유지하는 것은 건강을 지키는 중요한 요소다. 아슈와간다, 발레리안, 라벤더는 스트레스 완화와 심리적 안정에 효과적인 성분으로 알려져 있다.

✅ 아슈와간다 (Ashwagandha)

기능	아슈와간다는 아유르베다에서 오랫동안 사용되어 온 스트레스 완화와 불안 감소에 효과적인 약초다.
작용	아슈와간다는 Adaptogen(신체의 스트레스 반응을 조절하는 성질)을 가지고 있어, 부신피질 호르몬의 균형을 맞추어 스트레스 호르몬인 코르티솔의 수치를 감소시킨다. 이를 통해 심리적 안정과 불안 해소에 도움을 주며 항산화 작용을 통해 신경 보호와 정신적 스트레스의 완화에도 효과적이다.
주의	**갑상선 기능 이상 가능성**: 갑상선 호르몬을 증가시킬 수 있어 갑상선 기능항진증(Graves병) 환자는 섭취 주의. **면역 과민반응 가능성**: 면역계를 활성화할 수 있어 자가면역질환(류마티스 관절염, 루푸스 등) 환자는 주의 필요. **진정 효과로 인한 졸음 유발**: 수면제, 항불안제, 진정제(벤조디아제핀 등)와 함께 복용 시 과도한 진정 작용으로 인한 졸음, 집중력 저하 가능.

✅ 발레리안 (Valerian Root, 길초근)

기능	발레리안은 불면증과 불안 해소에 효과적인 진정 작용을 가진 약초로, 심리적 안정을 돕는 데 유용하다.
작용	발레리안은 GABA(Gamma-aminobutyric acid) 수용체에 작용하여 중추신경계를 진정시키고, 스트레스 반응을 조절한다. GABA는 신경 자극 억제에 중요한 역할을 하여, 신경이 지나치게 흥분되지 않도록 도와 불안과 스트레스를 감소시키는 데 도움을 준다.
주의	**진정제와 병용 시 과도한 진정 효과**: 수면제(졸피뎀 등), 항불안제(벤조디아제핀), 항우울제(SSRI)와 함께 복용 시 심한 졸음, 반응 저하 가능. **간 독성 가능성**: 장기 복용 시 간 손상 가능성이 있어 간 질환이 있는 경우 섭취 주의. **수술 전 중단 필요**: 마취제와 상호작용할 수 있어 수술 최소 2주 전에는 섭취 중단.

✅ 라벤더 (Lavender)

기능	라벤더는 진정 효과가 뛰어난 허브로, 불안 감소와 심리적 안정에 도움을 준다. 주로 아로마테라피에서 많이 사용되며, 긴장을 완화하는 데 매우 효과적이다.
작용	라벤더의 주요 성분인 리나롤과 리날릴 아세테이트는 신경 안정화와 진정 효과가 있다. 라벤더의 향은 신경계를 진정시켜 불안과 스트레스를 줄이는 데 기여하고 불면증 개선에도 도움을 준다.
주의	**과도한 진정 작용**: 진정제, 수면제와 병용 시 졸음 및 집중력 저하 위험 증가함

수면 개선

스트레스와 불안이 쌓이면 수면 질이 떨어지고, 이는 피로와 정신적 건강에 악영향을 미찬다. 수면 개선에 도움이 되는 성분으로는 멜라토닌, 발레리안, L-트립토판이 있다.

✅ 멜라토닌 (Melatonin)

기능	멜라토닌은 수면 호르몬으로 잘 알려져 있으며, 수면의 질을 개선하고, 불면증을 완화하는 데 효과적이다.
작용	멜라토닌은 뇌의 송과선에서 자연적으로 분비되는 호르몬으로, 수면과 각성 주기를 조절하는데, 어두운 환경에서 분비가 촉진되며, 신체가 자연스럽게 잠자리에 들도록 유도한다. 멜라토닌은 일주기 리듬을 조절하여 수면의 질을 향상시키고, 스트레스로 인한 불면증을 완화하는 데 도움을 준다.
주의	**수면제와 병용 시 과도한 졸음 유발**: 멜라토닌과 수면제(졸피뎀, 벤조디아제핀) 병용 시 진정 효과 증가 가능. **수면 주기 교란 가능성**: 장기 복용 시 체내 멜라토닌 생성 기능이 저하될 수 있어 의존성 주의. **호르몬 변회 가능성**. 사춘기 어린이 및 임신·수유부는 복용 시 주의 필요.

✅ 발레리안 (Valerian Root, 길초근)

기능	발레리안은 진정 작용을 통해 수면의 질을 개선하는 데 효과적인 약초다.
작용	발레리안은 중추신경계의 GABA 수용체와 결합하여 진정 작용을 나타내면서 불안과 스트레스를 감소시켜 편안한 수면을 유도한다. 발레리안은 심리적 안정을 돕고, 수면의 깊이와 수면 시간을 개선하는 데 유효하다.
주의	**진정제와 병용 시 과도한 진정 효과**: 수면제(졸피뎀 등), 항불안제(벤조디아제핀), 항우울제(SSRI)와 함께 복용 시 심한 졸음, 반응 저하 가능. **간 독성 가능성**: 장기 복용 시 간 손상 가능성이 있어 간 질환이 있는 경우 섭취 주의.

✓ L-트립토판

기능	L-트립토판은 세로토닌과 멜라토닌의 전구체로, 기분 개선과 수면 질 개선에 도움을 주는 성분이다.
작용	L-트립토판은 세로토닌으로 전환되어 기분을 조절하고, 수면 호르몬인 멜라토닌으로 변환된다. 세로토닌은 기분 안정과 불안 감소에 중요한 역할을 하며, 멜라토닌은 수면 유도에 도움을 준다. 이 성분은 수면의 질을 높이고, 불면증을 개선하는 데 효과적이다.
주의	**세로토닌 증후군 위험**: 항우울제(SSRI, SNRI, MAOI)와 병용 시 세로토닌 증후군 발생 가능성 있음 **졸음 및 집중력 저하**: 진정 효과가 있어 수면제, 항불안제(벤조디아제핀)와 병용 시 과도한 졸음 유발할 수 있어서 운전 및 집중력이 필요한 작업 전 복용 주의

불안 해소

불안은 정신적 스트레스의 주요 원인 중 하나로, 이를 해소하기 위한 성분으로는 카모마일, 테아닌이 있다.

✓ 카모마일 (Chamomile)

기능	카모마일은 불안 완화와 긴장 해소에 도움을 주는 허브로 주로 차로 섭취되며, 심리적 안정에 도움이 된다.
작용	카모마일에 포함된 아피게닌과 같은 활성 성분은 GABA 수용체에 결합하여 중추 신경계를 진정시키고, 불안을 감소시켜 스트레스로 인한 신체의 긴장을 완화하는 데 도움이 된다.
주의	**국화과 알레르기 반응 가능성**: 국화과 식물(국화, 데이지, 민들레)에 알레르기가 있는 경우 발진, 가려움, 호흡곤란 가능. **진정제 및 혈액 응고제와의 상호작용**: 수면제, 항불안제, 항우울제와 병용 시 과도한 졸음이 있을 수 있고 혈액 응고를 방해할 수 있어 와파린, 아스피린과 함께 복용 시 출혈 위험 증가. **임산부 주의**: 자궁 수축을 유발할 가능성이 있어 임산부는 과량 섭취 주의.

✅ 테아닌 (L-Theanine)

기능	테아닌은 불안 완화와 심리적 안정에 도움이 되는 성분으로, 진정 효과가 뛰어난 아미노산이다.
작용	테아닌은 뇌에서 알파파를 증가시켜 신경 안정화를 돕는다. 또한, GABA 수용체와 결합하여 불안을 완화하고, 심리적 안정을 유지하는 데 효과적이다. 테아닌은 편안한 상태를 유지하면서도 집중력을 방해하지 않도록 돕는다.
주의	**혈압 강하 효과**: 혈압을 낮출 수 있어 저혈압 환자는 주의 필요. **카페인과의 상호작용**: 녹차와 함께 섭취할 경우 카페인과 상호작용하여 진정 효과가 약해질 수 있음. **과량 섭취 시 졸음 유발**: 집중력 향상 효과가 있지만, 고용량 섭취 시 졸음, 반응 속도 저하 가능성 연구가 있음.

11. 해독의 힘

체내에 쌓인 독소는 건강에 부정적인 영향을 미칠 수 있으며, 이를 효과적으로 제거하는 것은 건강 유지에 매우 중요하다. 이 장에서는 해독을 체내 독소 배출, 간 건강 보호, 디톡스 효과로 나누어 각각에 해당하는 주요 성분들을 중심으로 설명하려고 한다.

체내 독소 배출

체내에 축적된 독소는 신체의 여러 장기와 시스템에 부담을 주기 때문에 이를 효과적으로 배출하는 것이 중요하다. 밀크시슬, 클로렐라는 체내 독소 배출을 돕는 성분으로 널리 사용된다.

✅ 밀크시슬 (Milk Thistle)

기능	밀크시슬은 간 건강 보호와 체내 독소 배출에 효과적인 성분으로, 밀크시슬의 주요 활성 성분인 실리마린은 강력한 항산화 및 해독 작용을 한다.
작용	실리마린은 간세포 보호 및 해독 효소 활성화에 도움을 준다. 간은 신체의 주요 해독 기관으로, 실리마린은 간세포의 세포막을 보호하여 외부 독소나 유해물질로부터 간을 보호하며 항염증 및 항산화 효과가 있어, 자유 라디칼로부터 간을 보호하고 간 기능 개선에 기여한다. 밀크시슬은 간의 해독 능력을 강화시키고, 체내 독소 배출을 촉진하는 데 도움을 준다.
주의	**호르몬 관련 암 환자 주의**: 에스트로겐 유사 작용이 있어 유방암, 자궁내막암, 난소암 환자는 섭취 시 주의 필요. **저혈당 위험**: 혈당을 낮추는 효과가 있어 당뇨약과 함께 복용 시 저혈당 위험 증가 가능. **알레르기 반응 가능성**: 국화과 식물(국화, 데이지, 민들레)에 알레르기가 있는 경우 발진, 호흡곤란 가능성 있음.

✅ 클로렐라 (Chlorella)

기능	클로렐라는 자연적인 해독 작용과 독소 배출에 효과적인 녹조류이다.
작용	클로렐라는 Chlorella Growth Factor(CGF)라는 활성 물질을 포함하고 있어, 세포 재생과 해독에 도움을 주며 체내 중금속과 독소를 흡착하여 배출시키는 능력이 있다. 특히, 함유된 아연과 셀레늄이 항산화 효과를 발휘하며 체내 독소 제거 및 정화 작용에 중요한 역할을 한다.
주의	**요오드 함량 주의**: 요오드가 포함되어 있어 갑상선 기능항진증(갑상선기능과다) 환자는 과량 섭취를 피해야 함. **위장 장애 가능성**: 일부에서 복부팽만, 메스꺼움, 설사 발생 가능.

간 건강 보호

간은 체내에서 가장 중요한 해독 기관으로, 간의 건강을 보호하고 개선하는 것은 매우 중요하다. 민들레, 실리마린은 간 건강을 보호하는 데 도움을 주는 성분이다.

✅ 민들레 (Dandelion)

기능	민들레는 간 해독, 간 보호, 소화 개선에 도움을 주는 약초다.
작용	민들레에는 쓴맛을 내는 성분으로, 담즙 분비 촉진 및 간 해독 작용을 도움을 주는 타라색틴(Taraxacin)과 프리바이오틱 섬유로, 장 건강 및 혈당 조절에 도움을 주는 이눌린(Inulin) 등이 함유되어 있어 담즙 분비를 촉진하여 지방 소화를 돕고, 간 해독에 필요한 효소 활성화를 유도한다. 또한, 항염증 및 항산화 작용을 통해 간을 보호하고, 간 세포 재생을 촉진하여 간 건강을 유지하는 데 기여한다.
주의	**이뇨 작용으로 인한 전해질 불균형 가능성**: 칼륨 배출을 증가시켜 저칼륨 혈증 위험 증가 가능. **항응고제와의 상호작용**: 혈액 응고를 방해할 수 있어 와파린, 아스피린과 함께 복용 시 출혈 위험 증가. **국화과 알레르기 반응 가능성**. 국화과 식물에 민감한 사람은 피부 발진, 호흡곤란 등의 증상 발생 가능.

✅ 실리마린 (Silymarin)

기능	실리마린은 밀크시슬의 활성 성분으로, 간 건강 보호와 독소 제거에 중요한 역할을 한다.
작용	실리마린은 간세포의 재생을 돕고, 간염, 간경화 등 간 질환 예방에 효과적이다. 간 세포막의 안정성을 유지하고, 자유 라디칼을 중화시키며, 항염증 효과를 통해 간의 항산화 방어 체계를 강화한다. 또한, 실리마린은 간 해독 효소인 Cytochrome P450 계열을 활성화시켜, 독소 배출을 촉진한다.

주의	**호르몬 관련 암 환자 주의**: 에스트로겐 유사 작용이 있어 유방암, 자궁내막암, 난소암 환자는 섭취 시 주의 필요. **저혈당 위험**: 혈당을 낮추는 효과가 있어 당뇨약과 함께 복용 시 저혈당 위험 증가 가능. **알레르기 반응 가능성**: 국화과 식물(국화, 데이지, 민들레)에 알레르기가 있는 경우 발진, 호흡곤란 가능성 있음.

디톡스 효과

디톡스는 체내에 축적된 유해 물질을 배출하는 과정으로, 차가버섯, 카테킨, 항산화제가 효과적인 성분으로 알려져 있다.

✅ 차가버섯 (Chaga Mushroom)

기능	차가버섯은 항산화, 면역력 증진, 체내 독소 배출에 도움을 주는 성분이다.
작용	차가버섯은 폴리페놀과 베타-글루칸을 풍부하게 함유하고 있어 항산화 및 면역력 강화에 효과적이다. 또한, 차가버섯은 자유 라디칼을 제거하고, 체내 독소를 배출하는 데 중요한 역할을 하며 항염증 효과를 통해 간과 신장의 해독 기능을 지원하며, 디톡스 효과를 높인다.
주의	**면역 과민반응 가능성**: 면역계를 활성화할 수 있어 자가면역질환 환자는 주의 필요. **항응고제와의 상호작용**: 혈액 응고를 방해할 수 있어 항응고제(와파린 등) 복용 시 출혈 위험 증가. **옥살산 함량 주의**: 신장결석 환자는 차가버섯의 높은 옥살산 함량으로 인해 결석 위험 증가 가능.

✅ 카테킨 (Catechin, 녹차 추출물)

기능	카테킨은 항산화와 디톡스에 효과적인 성분으로, 체내 독소 제거에 도움을 준다.
작용	카테킨은 폴리페놀 계열의 항산화 물질로, 자유 라디칼을 제거하고 세포 보호 기능을 제공한다. 카테킨은 간 해독 작용을 돕고, 신체의 염증 반응을 줄여 체내 독소 배출을 촉진하며 혈액 순환 개선을 통해 디톡스 효과를 강화한다.
주의	**철분 흡수 방해**: 빈혈이 있는 경우, 철분 보충제와 함께 섭취 시 흡수 저해 가능. **간 독성 위험**: 고용량 섭취 시 간 손상 위험 증가 가능. **카페인 포함 가능성**: 녹차 추출물 형태에서는 카페인 함량이 높아 불면증, 심박수 증가, 위산 역류 가능성 있음.

✅ 항산화제 (Antioxidants)

기능	항산화제는 체내 독소 제거, 세포 보호, 노화 방지에 효과적인 성분이다.
작용	항산화제는 자유 라디칼을 제거하여 세포 손상을 방지하고, 체내 독소를 배출하는 데 기여한다. 비타민 C, 비타민 E, 폴리페놀 등의 항산화제는 간 건강을 보호하고, 해독 효소 활성화를 촉진하여 체내 독소를 제거하며 세포 재생과 염증 감소에도 효과적이다.
주의	**과량 섭취 시 건강 위험**: 고용량 항산화제 섭취가 오히려 산화 스트레스를 증가시켜 세포 손상을 유발할 수 있음. **암 위험 증가 가능성**: 베타카로틴의 고용량 섭취는 흡연자에게 폐암 위험 증가 가능성 있음.

12. 호르몬 균형의 힘

호르몬은 신체의 다양한 기능을 조절하는 중요한 물질로, 호르몬 불균형은 신체적, 정신적 건강에 큰 영향을 미칠 수 있다. 호르몬 균형을 유지하는 것은 여성과 남성 모두에게 중요하며, 갑상선의 기능 또한 매우 중요한 역할을 한다. 이 장에서는 호르몬 균형을 여성 호르몬 관리, 남성 호르몬 관리, 갑상선 건강으로 나누어 각각에 해당하는 주요 성분들을 중심으로 설명하려고 한다.

여성 호르몬 관리

여성 호르몬, 특히 에스트로겐과 프로게스테론은 여성의 생리 주기와 관련된 다양한 생리적 변화를 조절한다. 호르몬 불균형은 갱년기 증상, 생리불순, 체중 변화 등을 초래할 수 있으므로 이러한 증상으로 호르몬 건강을 파악하는 것이 필요하다.

✓ 이소플라본 (Soy Isoflavones)

기능	이소플라본은 식물성 에스트로겐으로 불리며, 여성 호르몬인 에스트로겐과 유사한 구조를 가지고 있어 호르몬 균형에 중요한 역할을 한다.
작용	이소플라본은 에스트로겐 수용체에 결합하여 에스트로겐과 유사한 효과를 나타낸다. 특히, 갱년기 여성에게 중요한 성분으로, 에스트로겐 감소로 인한 갱년기 증상을 완화하는 데 효과적이다. 이소플라본은 체온 조절, 기분 개선, 골밀도 유지에 도움을 줄 수 있으며, 심혈관 건강에도 긍정적인 영향을 미칠 수 있다.
주의	**호르몬 의존성 질환 주의**: 에스트로겐 유사 작용이 있어 유방암, 자궁내막증, 다낭성 난소증후군(PCOS) 환자는 섭취 시 주의 필요. **항에스트로겐 치료(타목시펜 등) 중인 경우** 전문가 상담 후 복용해야 함. **갑상선 기능 저하 가능성**: 요오드가 부족한 상태에서 과량 섭취하면 갑상선 기능을 억제할 수 있음. **소화 장애**: 일부에서 복부팽만, 메스꺼움, 설사 유발 가능.

✅ 블랙코호시 (Black Cohosh)

기능	블랙코호시는 주로 갱년기 증상 완화와 호르몬 균형에 도움을 주는 약초다.
작용	블랙코호시는 에스트로겐과 유사한 작용을 하는 식물성 화합물을 포함하고 있어서 에스트로겐 수용체에 결합하여 호르몬 균형을 유지하도록 돕는다. 블랙코호시는 갱년기 증상, 월경불순, 자궁 건강 등에 유익한 영향을 미치고, 항염증 효과와 진정 작용을 통해 스트레스 감소에도 기여할 수 있다.
주의	**간 독성 가능성**: 일부 사례에서 간 손상 위험이 보고되어 간 기능 저하가 있는 사람은 복용 시 의사와 상담 필요. **호르몬 관련 질환 주의**: 에스트로겐 유사 작용이 있어 유방암, 자궁내막암 병력이 있는 경우 섭취 금지. **저혈압 가능성**: 혈압을 낮출 수 있어 항고혈압제 복용 중이라면 주의해야 함.

✅ 칼슘 (Calcium)

기능	칼슘은 골밀도 유지와 호르몬 균형에 중요한 역할을 한다.
작용	칼슘은 여성의 호르몬 변화에 따른 골다공증 예방에 효과적이다. 또한, 에스트로겐과 밀접하게 연관되어 있으며, 호르몬 변화에 따른 체내 칼슘 수준의 변동을 조절한다. 칼슘은 뼈 건강을 유지하고, 갱년기 이후 여성의 골절 위험을 낮추는 데도 중요한 역할을 한다.
주의	**과다 섭취 주의**: 과량 섭취 시 신장 결석 및 혈관 석회화 위험 증가 **흡수율 고려**: 비타민D와 함께 섭취하면 흡수율 증가, 탄산칼슘은 식후 섭취 권장 **철, 마그네슘, 아연 흡수 저해**: 장에서 다른 미네랄 흡수를 방해할 수 있음

남성 호르몬 관리

남성의 주요 호르몬인 테스토스테론은 근육량, 체지방 감소, 정신적 활력과 관련이 있다. 은행잎 추물물, 아르기닌, 홍삼은 남성 호르몬 관리를 돕는 주요 성분이다.

✅ 은행잎 추출물 (Ginkgo Biloba Extract)

기능	은행잎 추물물은 혈액 순환 개선과 정신 건강 증진에 도움이 되는 성분이다. 특히, 테스토스테론 수치를 증가시키는 데 간접적으로 기여할 수 있다.
작용	은행잎 추출물은 혈액 순환을 개선하고, 뇌 혈류를 촉진하여 에너지 증가와 정신적 활력을 높인다. 또한, 항산화 성분이 풍부하여 산화 스트레스를 줄이고, 호르몬 균형에 도움을 줄 수 있다.
주의	**혈액 응고 저해**: 항응고제(와파린, 아스피린 등)와 함께 복용하면 출혈 위험이 증가할 수 있으므로 수술 예정자는 최소 2주 전부터 섭취 중단 필요. **두통, 어지러움, 위장 장애 등의 부작용**이 나타날 수 있으므로 이상 반응이 있으면 섭취를 중단함 **임산부, 수유부, 수술을 앞둔 환자**는 복용을 피하는 것이 좋음 **두통, 어지러움 가능성**: 혈류 개선 효과로 인해 저혈압, 두통, 어지러움 발생할 수 있음.

✅ 아르기닌 (Arginine)

기능	아르기닌은 성기능 개선과 호르몬 균형 유지에 중요한 역할을 하는 아미노산이다.
작용	아르기닌은 질소 산화물(NO)을 생성하는데, 이는 혈관 확장을 돕고, 혈류 증가를 유도한다. 이를 통해 테스토스테론 수치를 자연스럽게 증가시키고, 성기능 개선에 도움을 줄 수 있고 근육 성장과 체력 증진에도 기여할 수 있다.

주의	**혈압 강하 효과**: 혈관 확장 작용이 있어 저혈압 환자는 어지러움, 피로감 유발 가능. **심장병 환자 주의**: 심근경색 병력이 있는 경우 과량 섭취 시 부정맥 위험 증가 가능. **헤르페스(HSV) 바이러스 활성화 가능성**: 헤르페스 감염(입술포진, 생식기포진)이 있는 경우 바이러스 증식을 촉진할 수 있어 주의 필요.

✅ 홍삼 (Korean Red Ginseng)

기능	홍삼은 면역력 증진, 에너지 증가, 호르몬 균형에 도움을 주는 천연 성분이다.
작용	홍삼은 사포닌 성분이 풍부하여 호르몬 균형을 유지하고, 체내 에너지를 증대시킨다. 홍삼은 스트레스 완화 및 체력 회복에 효과적이다.
주의	**혈압 및 혈당 변화 가능**: 고혈압·저혈압 및 당뇨 환자는 섭취 전 전문가 상담 필요함 **수면 영향 고려**: 에너지를 증가시키는 작용이 있어 늦은 저녁에 섭취하면 수면에 방해가 될 수 있음 **혈액응고 작용에 영향**: 항응고제(와파린 등)와 함께 복용 시 출혈 위험이 증가할 수 있으므로 병용 시 전문가 상담이 필요함.

갑상선 건강

갑상선은 체온 조절, 에너지 대사, 성장에 중요한 역할을 하는 내분비선이다. 갑상선 호르몬의 불균형은 체중 변화, 피로, 우울증 등을 초래할 수 있다. 요오드, 셀레늄, 아연은 갑상선 건강을 유지하는 데 중요한 역할을 하는 성분이다.

✅ 요오드 (Iodine)

기능	요오드는 갑상선 호르몬 생성에 필수적인 미네랄로, 갑상선 기능을 유지하는 데 중요한 역할을 한다.
작용	요오드는 갑상선에 의해 T3(삼요오드티로닌)과 T4(티록신) 호르몬으로 변환되어 에너지 대사와 체온 조절을 돕는다. 요오드 결핍은 갑상선 기능 저하증을 유발하여 피로, 체중 증가, 우울증 등을 초래할 수 있고 갑상선 건강을 정상화시키고, 체내 대사를 개선하는 데 기여한다.
주의	**갑상선 기능 이상 위험**: 과량 섭취 시 갑상선 기능 항진증 또는 저하증 유발 가능. **피부 발진 및 위장 장애**: 고용량 복용 시 피부 트러블, 속쓰림, 메스꺼움 발생 가능.

✅ 셀레늄 (Selenium)

기능	셀레늄은 항산화 성분으로, 갑상선 건강에 중요한 역할을 한다.
작용	셀레늄은 갑상선 호르몬의 활성화를 돕는 효소에 중요한 역할을 하며, 항산화 작용을 통해 갑상선 세포를 보호한다. 셀레늄 결핍은 갑상선 기능 저하증을 유발할 수 있기 때문에 갑상선 호르몬 균형 유지에 필수적이다.
주의	**과다 섭취 시**: 축적 위험성. **셀레늄 중독 증상**: 탈모, 손톱 변형, 신경 손상, 피로, 속쓰림, 입에서 마늘 냄새.

✅ 아연 (Zinc)

기능	아연은 갑상선 호르몬의 합성 및 체내 대사에 중요한 역할을 하는 미네랄이다.
작용	아연은 갑상선 호르몬의 생산을 촉진하며, 세포 재생 및 면역 반응을 조절하는 데 중요한 역할을 한다. 아연은 갑상선 기능을 조절하고, 체내 대사를 개선하는 데 기여한다.

주의	**과다 섭취 주의**: 하루 상한 섭취량(40mg)을 초과하면 메스꺼움, 구토, 설사 유발 가능 **구리 결핍 유발 가능**: 장기적인 고용량 섭취 시 구리(Copper) 흡수를 방해할 수 있음 **공복 섭취 주의**: 위장 장애를 유발할 수 있어 식사와 함께 섭취 권장 **약물 상호작용 고려**: 일부 항생제(테트라사이클린, 퀴놀론계) 및 이뇨제와 상호작용 가능, 복용 간격 유지 필요함

13. 심리적 안정의 힘

심리적 안정은 정신적, 정서적인 건강을 유지하는 데 필수적인 요소다. 스트레스, 불안, 우울감 등이 지속되면 신체에도 부정적인 영향을 미치며, 여러 신체적 질환을 유발할 수 있다. 이 장에서는 심리적 안정을 긴장 완화, 기분 향상, 정서 안정으로 나누어 각각에 해당하는 주요 성분들을 중심으로 설명하려고 한다.

긴장 완화

심리적인 긴장은 일상 생활에서 스트레스를 유발하는 주요 요인이다. 지속적인 긴장은 불안, 우울증을 유발할 수 있으며, 불면증과 같은 문제로 이어질 수 있다. 긴장을 완화하고, 신체와 마음의 균형을 맞추는 성분으로는 카모마일, 라벤더, 발레리안 등이 있다.

✅ 카모마일 (Chamomile)

기능	카모마일은 불안 완화와 긴장 해소에 도움을 주는 허브로 주로 차로 섭취되며, 심리적 안정에 도움이 된다.

작용	카모마일에 포함된 아피게닌과 같은 활성 성분은 GABA 수용체에 결합하여 중추 신경계를 진정시키고, 불안을 감소시켜 스트레스로 인한 신체의 긴장을 완화하는 데 도움이 된다.
주의	**국화과 알레르기 반응 가능성**: 국화과 식물(국화, 데이지, 민들레)에 알레르기가 있는 경우 발진, 가려움, 호흡곤란 가능. **진정제 및 혈액 응고제와의 상호작용**: 수면제, 항불안제, 항우울제와 병용 시 과도한 졸음이 있을 수 있고 혈액 응고를 방해할 수 있어 와파린, 아스피린과 함께 복용 시 출혈 위험 증가. **임산부 주의**: 자궁 수축을 유발할 가능성이 있어 임산부는 과량 섭취 주의.

✅ 라벤더 (Lavender)

기능	라벤더는 진정 효과가 뛰어난 허브로, 불안 감소와 심리적 안정에 도움을 준다. 주로 아로마테라피에서 많이 사용되며, 긴장을 완화하는 데 매우 효과적이다.
작용	라벤더의 주요 성분인 리나롤과 리날릴 아세테이트는 신경 안정화와 진정 효과가 있다. 라벤더의 향은 신경계를 진정시켜 불안과 스트레스를 줄이는 데 기여하고 불면증 개선에도 도움을 준다.
주의	**과도한 진정 작용**: 진정제, 수면제와 병용 시 졸음 및 집중력 저하 위험 증가함

✅ 발레리안 (Valerian)

기능	발레리안은 주로 불안과 불면증 완화에 효과적인 약초다. 진정작용을 통해 긴장을 완화하고, 마음을 안정시키는 데 도움을 준다.
작용	발레리안은 GABA 수용체와 결합하여 신경계를 진정시킨다. 또한, 발레리안의 활성 성분인 발레르산은 불안을 감소시키고, 수면의 질을 개선하는 데 효과적이다.

주의	**진정제와 병용 주의**: 벤조디아제핀, 항우울제, 알코올과 함께 복용 시 과도한 졸음 및 집중력 저하 가능. **장기 복용 시 금단 증상 가능**: 장기간 섭취 후 갑자기 중단하면 불면, 초조함 발생 가능. **간 독성 가능성**: 드물지만 일부 연구에서 간 독성과 관련된 보고가 있어 장기 복용 시 신중해야 함.

기분 향상

기분은 우리의 정신적 건강에 중요한 영향을 미친다. 기분 저하는 우울증이나 불안장애와 연관이 있을 수 있으며, 이를 개선하기 위한 성분들이 필요하다. 세로토닌, L-트립토판, 마그네슘은 기분을 향상시키고 정신적인 안정감을 주는 중요한 성분들이다.

✅ 세로토닌 (Serotonin)

기능	세로토닌은 기분 안정, 불안 감소, 행복감 증진에 중요한 역할을 하는 뇌의 신경전달물질이다.
작용	세로토닌은 중추 신경계에서 기분 조절을 담당하는 주요 화학물질로, 정서적 균형을 유지하고 스트레스를 줄이는 데 중요한 역할을 하므로 세로토닌 수치가 낮으면 우울증, 불안, 불면증 등의 증상이 나타날 수 있다. 세로토닌을 활성화시키는 성분들은 기분 개선과 정서 안정에 기여할 수 있다.
주의	**세로토닌 증후군 위험**: 항우울제(SSRI, SNRI), MAO 억제제와 함께 복용 시 세로토닌 증후군(불안, 발한, 고혈압, 발열, 발작) 위험 증가. **졸음 유발 가능성**: 수면제, 진정제와 병용 시 과도한 졸음 및 반응 저하 가능. **위장 장애**: 일부에서 복부팽만, 메스꺼움, 설사 발생 가능.

✅ L-트립토판 (L-Tryptophan)

기능	L-트립토판은 세로토닌의 전구체로, 기분을 개선하고 불안을 감소시키는 데 도움을 준다.
작용	L-트립토판은 체내에서 세로토닌으로 전환되며, 신경전달물질의 균형을 맞추는 데 중요한 역할을 한다. 세로토닌 수치를 증가시켜 기분을 향상시키고, 우울증과 불안을 완화하는 데 도움이 된다.
주의	**세로토닌 증후군 위험**: 항우울제(SSRI, SNRI, MAOI)와 병용 시 세로토닌 증후군 발생 가능성 있음 **졸음 및 집중력 저하**: 진정 효과가 있어 수면제, 항불안제(벤조디아제핀)와 병용 시 과도한 졸음 유발할 수 있어서 운전 및 집중력이 필요한 작업 전 복용 주의

✅ 마그네슘 (Magnesium)

기능	마그네슘은 신경 진정 및 정서 안정에 중요한 미네랄이다.
작용	마그네슘은 GABA(감마-아미노부티르산) 수용체를 활성화하여 중추 신경계를 진정시키고, 기분 안정화에 도움을 준다. 마그네슘은 불안과 우울증 증상을 완화하고, 신경계의 건강을 유지하는 데 중요한 역할을 한다.
주의	**설사 유발 가능**: 마그네슘은 수용성이 높아 과량 섭취 시 설사를 유발할 수 있으며, 특히 산화마그네슘(Magnesium Oxide) 형태에서 더 두드러짐 **신장 기능 저하 시 주의**: 신장이 약한 사람(만성 신장질환 환자 등)은 마그네슘 배설이 원활하지 않아 고마그네슘혈증 위험이 있음 **일부 약물과 상호작용**: 테트라사이클린계, 퀴놀론계 항생제, 골다공증 치료제(비스포스포네이트) 등의 약물 흡수를 방해할 수 있어 섭취 간격 조절 필요 **마그네슘 형태에 따른 흡수율 차이**: 산화마그네슘보다 구연산마그네슘(Magnesium Citrate), 킬레이트 형태(글리시네이트, 말레이트 등)가 흡수율이 더 높음 **칼슘과 균형 중요**: 마그네슘은 칼슘과 균형을 이루어 작용하므로, 고용량 섭취 시 칼슘 결핍을 유발할 수 있음 **근육 이완 작용**: 고용량 복용 시 심박수 저하, 근육 무력감, 피로감 발생 가능, 수술 전 마그네슘 보충제 복용 주의 (마취제와 상호작용 가능)

정서 안정

정서적 안정은 스트레스와 감정적인 기복을 관리하는 데 중요하다. 정서적 균형을 유지하기 위해서는 특정 성분들이 효과적이다. 멜리사, 아로마 오일, 진저는 정서적 안정에 중요한 역할을 한다.

✅ 레몬밤 (Lemon Balm)

기능	레몬밤(멜리사)은 불안 완화 및 정서적 안정에 효과가 있다.
작용	레몬밤에는 로즈마린산과 플라보노이드가 포함되어 있어 GABA 수용체와 결합하여 불안을 감소시키고, 정서적 안정을 촉진한다. 또한 스트레스를 줄이고, 심리적 안정을 유지하는 데 유효하다.
주의	**진정제와 병용 시 과도한 졸음 유발**: 벤조디아제핀(로라제팜, 디아제팜), 바르비투레이트, 항히스타민제, 수면제와 함께 복용하면 졸음, 반응 속도 저하 가능성. **갑상선 기능 저하 가능성**: 일부 연구에서 갑상선호르몬(TSH) 수치 감소 가능성이 보고되어 갑상선 호르몬제를 복용 중인 경우 전문가 상담 필요. **저혈압 위험**: 혈압을 낮출 수 있어 저혈압 환자는 과량 섭취 시 어지러움, 졸음 발생 가능성.

✅ 아로마 오일 (Aromatherapy Oils)

기능	아로마 오일은 스트레스 해소, 정서 안정, 긴장 완화에 매우 효과적이며 라벤더, 페퍼민트, 유칼립투스 등이 대표적인 아로마 오일이다.
작용	아로마 오일은 향기를 통해 중추 신경계를 자극하여 정서적 안정을 도와준다. 예를 들어, 라벤더 오일은 진정 효과를 제공하며, 호흡을 깊고 느리게 하여 스트레스를 완화하는 데 도움을 준다.
주의	**피부 알레르기 가능성**: 일부 오일(예: 시트러스 계열, 계피 오일)은 피부에 직접 사용 시 자극이나 알레르기 반응 유발 가능. **호흡기 자극 가능성**: 천식이나 호흡기 질환이 있는 경우, 일부 오일이 기관지를 자극할 수 있음. **임산부 및 유아 사용 주의**: 일부 에센셜 오일(클라리세이지, 로즈마리, 시더우드 등)은 호르몬 작용이 있을 수 있어 임산부, 유아 사용 시 주의해야 함.

✅ **진저 (Ginger)**

기능	진저는 소화 개선뿐만 아니라 정서적 안정에도 도움을 줄 수 있다.
작용	진저는 항염증 및 항산화 효과를 가지고 있으며, 스트레스와 불안을 줄이는 데 도움을 준다. 진저의 주요 성분인 진저롤은 호르몬 균형을 돕고, 정서적 안정을 증진시키는 데 기여한다.
주의	**혈액 응고 저해**: 항응고제(와파린, 아스피린)와 함께 복용 시 출혈 위험 증가. **위산 분비 증가**: 위궤양, 위식도역류질환(GERD)이 있는 경우 증상을 악화시킬 가능성. **저혈당 위험**: 당뇨약과 함께 복용 시 저혈당 위험 증가.

14. 항산화의 힘

항산화 성분들은 체내 산화 반응을 억제하여 세포 손상을 방지하고, 노화를 지연시키는 중요한 역할을 한다. 이 장에서는 항산화를 노화 방지, 세포 보호, 염증 억제로 나누어 각각에 해당하는 주요 성분들을 중심으로 설명하려고 한다.

노화 방지

노화는 세포의 산화적 손상에 의해 발생하는 자연적인 과정으로 이 과정에서 자유 라디칼이 세포막, 단백질, DNA 등을 손상시켜 세포 노화를 촉진한다. 비타민 C, 비타민 E, 코엔자임 Q10은 강력한 항산화 성분으로, 자유 라디칼을 제거하고, 노화 과정을 늦추는 데 도움이 된다.

✅ 비타민 C (Vitamin C)

기능	비타민 C는 강력한 항산화제로, 자유 라디칼을 제거하여 세포 손상을 예방하고, 노화를 방지하는 데 중요한 역할을 한다. 또한, 피부 건강과 콜라겐 합성을 촉진하여 피부 탄력을 유지한다.
작용	비타민 C는 수용성 항산화제로, 산화적 스트레스를 감소시킨다. 콜라겐 합성에 필수적인 역할을 하며, 피부의 구조와 탄력성을 개선하며 철분 흡수를 돕고, 면역 기능을 향상시킨다.
주의	**과다 섭취 주의**: 고용량 섭취 시 설사 등 위장 장애 및 신장 결석 위험 증가 **위산 분비를 촉진**하여 위장 장애(속쓰림, 설사) 발생 가능 **철분 흡수를 증가**시켜 혈색소증(철분 과다증) 환자는 주의 **흡수율 고려**: 음식과 함께 섭취하면 위장 부담 감소, 철분과 함께 섭취 시 흡수율 증가

✅ 비타민 E (Vitamin E)

기능	비타민 E는 지용성 항산화제로, 세포막을 보호하며, 노화 방지와 피부 건강 유지에 기여한다. 또한 피부의 자외선 손상을 예방하고, 피부 노화를 늦추는 데 도움을 준다.
작용	비타민 E는 자유 라디칼을 제거하여 세포막을 보호하며 특히, 피부의 지방층에 쌓여 외부 자극으로부터 피부를 보호하고 염증 완화 및 항산화 효과를 통해 노화 방지에 효과가 있다.
주의	**과다 섭취 주의**: 고용량 섭취 시 혈액 응고 저해로 출혈 위험 증가 가능 **흡수율 고려**: 지방과 함께 섭취하면 흡수율 증가 **약물 상호작용**: 항응고제 및 아스피린과 병용 시 주의 필요

✅ 코엔자임 Q10 (Coenzyme Q10)

기능	코엔자임 Q10은 세포 내 에너지 생산에 중요한 역할을 하는 성분이며 강력한 항산화 기능을 가지고 있어 세포 보호와 노화 방지에 도움이 된다.
작용	코엔자임 Q10은 미토콘드리아에서 에너지를 생산하는 데 중요한 역할을 하며, 산화 스트레스로부터 세포를 보호한다. 또한, 피부 건강을 개선하고, 혈액순환을 촉진하며, 면역 기능을 증진시키는 데 기여한다.
주의	**혈압 강하 작용**: 코엔자임 Q10은 혈압을 낮추는 효과가 있어, 혈압 강하제를 복용 중인 경우 저혈압 위험이 있을 수 있음. **혈액 응고와의 관계**: 혈액 응고에 영향을 줄 수 있어 와파린(Warfarin) 등 항응고제를 복용하는 경우 주의가 필요함. **수면 장애 유발 가능성**: 코엔자임 Q10이 일부 사람들에게서 불면 증상을 유발할 수 있으므로, 저녁보다는 오전이나 낮에 섭취하는 것이 좋음.

세포 보호

세포는 산화 스트레스, 염증 및 외부 자극으로부터 보호되는데 카로티노이드, 폴리페놀, 플라보노이드가 세포 보호 기능을 제공하는 주요 성분들이다. 이들은 강력한 항산화 성질을 가지고 있으며, 세포 내 자유 라디칼의 억제와 염증 완화를 통해 작용한다.

✅ 카로티노이드 (Carotenoids)

기능	카로티노이드(예: 베타카로틴, 라이코펜)은 비타민 A 전구체로, 강력한 항산화제로 작용하여 세포 손상을 예방하고 노화를 방지한다. 또한, 피부 건강과 시력 보호에도 중요한 역할을 한다.
작용	카로티노이드는 산화적 스트레스를 감소시켜 세포막과 DNA를 보호한다. 이들은 자유 라디칼을 제거하여 세포 손상을 방지하고, 면역력 강화와 항염증 작용에도 기여한다.

주의	**고용량 섭취 시 건강 위험**: 베타카로틴 고용량 섭취는 흡연자나 석면에 노출된 사람에서 폐암 위험을 증가시킬 수 있음. **장기간 고용량 섭취 시** 피부가 황색을 띠는 카로틴혈증(Carotenemia)이 발생할 수 있음. **지용성 비타민과 유사한 특성**으로 과량 섭취 시 체내에 축적될 수 있으므로 장기간 과도한 복용을 피해야 함. **철분 흡수 저해 가능성**: 일부 카로티노이드는 폴리페놀과 유사하게 철분 흡수를 방해할 수 있으므로 철 결핍 위험이 있는 사람은 주의해야 함.

✅ 폴리페놀 (Polyphenols)

기능	폴리페놀은 강력한 항산화제로, 자유 라디칼을 제거하고, 세포 손상을 예방한다 또한, 염증 완화 및 심혈관 건강을 증진시키는 데 중요한 역할을 한다.
작용	폴리페놀은 산화 스트레스를 억제하고, 혈관 건강을 개선하며, 염증을 완화하는 데 기여한다. 플라보노이드와 같은 폴리페놀 성분은 세포 보호 및 DNA 복구에도 중요한 역할을 한다.
주의	**철분 흡수 저해**: 녹차, 홍차 등에서 추출된 폴리페놀은 철분 흡수를 방해할 수 있음. **간 독성 위험**: 일부 폴리페놀(예: 고용량 EGCG)은 간 독성을 유발할 수 있음. **약물 대사 영향**: 간 효소(CYP450)에 영향을 미쳐 약물 대사 속도를 바꿀 가능성.

✅ 플라보노이드 (Flavonoids)

기능	플라보노이드는 항산화, 항염증, 항암 작용을 통해 세포 건강을 보호한다. 이들은 자유 라디칼을 제거하고, 염증을 억제하는 데 중요한 역할을 한다.
작용	플라보노이드는 산화적 스트레스를 감소시켜 세포막, 혈관 및 면역 시스템을 보호한다. 또한, 세포의 노화를 지연시키고, 염증 억제 및 세포 재생에 중요한 역할을 한다.
주의	**알레르기 반응 가능성**: 일부 플라보노이드(예: 감귤류 플라보노이드)는 알레르기 반응을 유발할 수 있음. **호르몬 작용 가능성**: 이소플라본(콩 유래 플라보노이드)의 경우, 여성 호르몬과 유사한 작용을 하므로 호르몬 관련 질환(유방암, 자궁내막증) 환자는 주의해야 함. **간 효소 대사 영향**: 플라보노이드가 약물 대사 효소를 억제하거나 유도할 가능성.

염증 억제

염증은 체내에서 질병과 불균형을 초래하는 주요 원인 중 하나다. 염증을 억제하는 성분으로는 터메릭, 생강, 커큐민이 있으며, 이들은 염증성 사이토카인의 분비를 줄이고, 세포 손상을 예방한다.

✅ 터메릭 (Turmeric)

기능	터메릭은 염증 완화와 항산화 효과가 뛰어난 성분이며 커큐민이 주요 활성 성분으로, 염증성 질환에 효과적이다.
작용	터메릭의 커큐민은 NF-κB와 COX-2 경로를 억제하여 염증을 감소시킨다. 또한, 산화적 스트레스를 줄이고, 세포 건강을 보호하는 데 도움을 준다.
주의	**항응고제와의 상호작용**: 혈액 응고를 방해할 수 있어 와파린, 아스피린과 병용 시 출혈 위험 증가. **담석증 환자 주의**: 담즙 분비를 촉진하여 담석증 환자에게 문제를 일으킬 수 있음. **위장 장애**: 고용량 섭취 시 위산 과다 분비로 속쓰림, 위궤양 악화 가능성.

✅ 생강 (Ginger)

기능	생강은 항염증 및 소화 개선에 효과적인 식물로, 염증을 완화한다.
작용	생강은 진저롤 성분이 활성화되어 염증성 물질의 생성을 억제하고, 산화 스트레스를 줄이는 역할을 하며 혈액 순환을 촉진하고 소화를 돕는다.
주의	**혈액 응고 저해**: 항응고제와 함께 복용 시 출혈 위험 증가. **저혈압 및 저혈당 가능성**: 혈압 및 혈당 강하 작용이 있어 저혈압 및 당뇨 환자는 주의해야 함. **위장 장애**: 일부에서 위산 분비 증가로 속쓰림, 위장 장애 가능성.

✅ 커큐민 (Curcumin)

기능	커큐민은 터메릭에서 추출된 주요 활성 성분으로, 항염증과 항산화 특성을 가지고 있다.
작용	커큐민은 NF-κB 경로를 억제하고, 염증성 사이토카인의 분비를 줄여 염증을 완화한다. 또한, 자유 라디칼을 제거하고, 세포 건강을 보호하는 데 기여한다.
주의	**항응고제와의 상호작용**: 혈액 응고를 방해할 수 있어 와파린, 아스피린과 병용 시 출혈 위험 증가. **담석증 환자 주의**: 담즙 분비를 촉진하여 담석증 환자에게 문제를 일으킬 수 있음. **위장 장애**: 고용량 섭취 시 위산 과다 분비로 속쓰림, 위궤양 악화 가능성.

15. 체내 pH 균형의 힘

체내의 pH 균형은 건강 유지의 중요한 요소로, 산-염기 균형은 신체가 정상적으로 기능하는 데 필수적이다. pH는 체내 환경에서 산성과 염기성의 비율을 나타내며, 이를 통해 신체의 대사와 생리적 과정이 올바르게 조절된다. pH

가 비정상적으로 변하면 세포 기능과 면역 시스템에 악영향을 미칠 수 있기 때문에, 체내 pH 균형을 맞추는 것이 건강을 유지하는 데 매우 중요하다. 이 장에서는 체내 pH 균형을 산-염기 균형, 이온화 균형, 산화적 스트레스 완화로 나누어 각각에 해당하는 주요 성분들을 중심으로 설명하려고 한다.

산-염기 균형 (Acid-Base Balance)

체내 pH는 산성(pH 7 이하)과 염기성(pH 7 이상) 환경 사이에서 균형을 이룬다. 이 균형을 유지하는 것은 효소 활동, 호흡, 대사와 같은 생리적 기능을 정상적으로 유지하는 데 필수적이다. pH 균형의 유지에는 체내 산성 환경을 중화하는 알칼리성 물질들이 중요한 역할을 한다.

✅ 칼슘 (Calcium)

기능	칼슘은 체내에서 알칼리성 성분을 유지하는 데 중요한 역할을 한다. 칼슘은 뼈 건강을 유지할 뿐만 아니라, 산-염기 균형을 조절하는 데도 기여한다. 칼슘은 산성화된 환경을 중화시켜 체내의 pH가 지나치게 산성화되지 않도록 돕는다.
작용	칼슘은 체내에서 알칼리화를 돕는 역할을 하며, pH를 정상 범위로 유지하는 데 중요한 조절자로 작용한다. 특히 근육 수축, 신경 자극 전달에도 필수적이므로, 칼슘의 균형이 깨지면 신체의 여러 생리적 기능에 영향을 미칠 수 있다.
주의	**과다 섭취 주의**: 과량 섭취 시 신장 결석 및 혈관 석회화 위험 증가 **흡수율 고려**: 비타민D와 함께 섭취하면 흡수율 증가, 탄산칼슘은 식후 섭취 권장 **철, 마그네슘, 아연 흡수 저해**: 장에서 다른 미네랄 흡수를 방해할 수 있음

✅ 마그네슘 (Magnesium)

기능	마그네슘은 산성 환경을 중화시키는 데 중요한 미네랄로, 체내 pH 균형을 유지하는 데 도움을 준다. 또한, 근육 이완과 신경 자극 전도에 중요한 역할을 하며, 알칼리성의 특성을 가진다.
작용	마그네슘은 세포 내 외부 환경에서 산성 물질을 완화시키고, 알칼리성 환경을 촉진하는 데 기여한다. 마그네슘의 부족은 체내 pH의 변화를 일으킬 수 있으며, 이로 인해 혈액과 소화기관의 pH가 불균형해질 수 있다.
주의	**설사 유발 가능**: 마그네슘은 수용성이 높아 과량 섭취 시 설사를 유발할 수 있으며, 특히 산화마그네슘(Magnesium Oxide) 형태에서 더 두드러짐 **신장 기능 저하 시 주의**: 신장이 약한 사람(만성 신장질환 환자 등)은 마그네슘 배설이 원활하지 않아 고마그네슘혈증 위험이 있음 **일부 약물과 상호작용**: 테트라사이클린계, 퀴놀론계 항생제, 골다공증 치료제(비스포스포네이트) 등의 약물 흡수를 방해할 수 있어 섭취 간격 조절 필요 **마그네슘 형태에 따른 흡수율 차이**: 산화마그네슘보다 구연산마그네슘(Magnesium Citrate), 킬레이트 형태(글리시네이트, 말레이트 등)가 흡수율이 더 높음 **칼슘과 균형 중요**: 마그네슘은 칼슘과 균형을 이루어 작용하므로, 고용량 섭취 시 칼슘 결핍을 유발할 수 있음 **근육 이완 작용**: 고용량 복용 시 심박수 저하, 근육 무력감, 피로감 발생 가능, 수술 전 마그네슘 보충제 복용 주의 (마취제와 상호작용 가능)

✅ 알칼리성 식이섬유 (Alkaline Dietary Fiber)

기능	알칼리성 식이섬유는 소화 과정에서 산성 물질을 중화하고, 산성화된 상태에서 발생할 수 있는 여러 건강 문제를 예방하는 데 도움을 준다.
작용	알칼리성 식이섬유는 소화기에서 산성화된 물질과 결합하여 중화시키며, 체내 pH를 약간 염기성으로 유지하는 데 도움을 준다. 이를 통해 산성화가 과도하게 일어나지 않도록 조절한다.

주의	**산-염기 균형 영향**: 지나친 알칼리성 식이는 위산 분비를 억제할 수 있어 소화 장애 발생 가능. **신장질환 환자 주의**: 체내 pH 균형에 영향을 줄 수 있어 신장 기능이 저하된 경우 섭취 주의. **위장 장애 가능성**: 일부 알칼리성 성분이 위장관에서 가스를 유발하거나 설사를 일으킬 수 있음.

이온화 균형 (Ion Balance)

체내 이온화 균형은 체액의 pH를 유지하는 데 중요한 역할을 한다. 주요 이온으로는 칼륨, 나트륨, 수소 이온 등이 있으며, 이들의 균형이 맞지 않으면 산성화나 염기성 과다 상태로 이어질 수 있다. 따라서 체내 이온의 균형을 맞추는 것은 체내 pH를 조절하는 중요한 요소다.

✅ 칼륨 (Potassium)

기능	칼륨은 체액과 세포 내 환경에서 중요한 역할을 하며, 체내 pH 균형에 중요한 영향을 미친다. 칼륨은 세포 내의 알칼리성을 유지하고, 산성 물질의 축적을 방지한다.
작용	칼륨은 세포의 이온 교환을 통해 수소 이온의 농도를 감소시켜 체내 산성화를 예방한다. 또한, 심장과 근육의 기능을 조절하는 데 중요한 역할을 한다.
주의	**신장질환 환자 주의**: 신장 기능이 저하된 경우, 칼륨 배설이 어려워 고칼륨혈증(부정맥, 근육 경련, 심정지 위험) 발생 가능. **이뇨제 및 항고혈압제와의 상호작용**: 일부 칼륨 보존성 이뇨제(스피로노락톤 등)와 함께 복용 시 칼륨 과다 위험 증가. **위장 장애**: 일부 칼륨 보충제는 위장에 자극을 줄 수 있음.

✅ 나트륨 (Sodium)

기능	나트륨은 체내 수분을 조절하고, 산-염기 균형을 유지하는 데 중요한 이온이다. 나트륨과 칼륨은 함께 작용하여 체내 이온 균형을 맞추고 pH를 조절한다.
작용	나트륨은 세포 밖에서 염기성 환경을 유지하며, 체액의 산성화를 방지하는 데 기여한다. 나트륨은 체내 산성 물질을 조절하는 중요한 역할을 한다.
주의	**고혈압 및 심혈관 질환 위험**: 과다 섭취 시 혈압 상승 및 심혈관 질환 위험 증가. **칼슘 배출 증가**: 나트륨이 많으면 소변으로 칼슘이 배출되어 골다공증 위험 증가 가능. **부종 및 신장 부담**: 과잉 섭취 시 체액 저류로 인해 부종, 신장 부담 증가.

산화적 스트레스 완화 (Oxidative Stress Relief)

체내 산화 스트레스는 세포 손상과 염증을 유발할 수 있다. 산화 스트레스를 줄이는 항산화 성분들은 체내 pH 균형에도 중요한 역할을 한다.

✅ 비타민 C (Vitamin C)

기능	비타민 C는 항산화제로 작용하여 자유 라디칼을 제거하고, 산화적 스트레스를 줄이는 데 중요한 역할을 한다. 또한, 산성화를 완화하고, 알칼리성 환경을 유지하는 데 기여한다.
작용	비타민 C는 산화적 스트레스를 감소시켜 체내 pH 균형을 맞추고 콜라겐 합성과 면역 기능을 향상시키는 데도 도움을 준다.
주의	**과다 섭취 주의**: 고용량 섭취 시 설사 등 위장 장애 및 신장 결석 위험 증가 **위산 분비를 촉진**하여 위장 장애(속쓰림, 설사) 발생 가능 **철분 흡수를 증가**시켜 혈색소증(철분 과다증) 환자는 주의 **흡수율 고려**: 음식과 함께 섭취하면 위장 부담 감소, 철분과 함께 섭취 시 흡수율 증가

✅ 비타민 E (Vitamin E)

기능	비타민 E는 지용성 항산화제로, 세포막을 보호하고, 산화적 스트레스를 줄이는 데 도움을 준다. 또한, 염증을 완화하고, 체내 pH 균형을 유지하는 데 중요한 역할을 한다.
작용	비타민 E는 세포막에서 자유 라디칼을 제거하고, 산성화를 예방하는 데 기여한다. 또한, 체내 산화적 스트레스를 감소시켜 체내 환경을 알칼리성으로 유지한다.
주의	**과다 섭취 주의**: 고용량 섭취 시 혈액 응고 저해로 출혈 위험 증가 가능 **흡수율 고려**: 지방과 함께 섭취하면 흡수율 증가 **약물 상호작용**: 항응고제 및 아스피린과 병용 시 주의 필요

✅ 아스타잔틴 (Astaxanthin)

기능	아스타잔틴은 항산화 효과가 뛰어난 성분으로, 염증을 완화하고, 세포 보호 및 산화적 스트레스를 감소시킨다.
작용	아스타잔틴은 세포막에 결합하여 자유 라디칼을 제거하고, 산화적 손상을 예방한다. 또한, 체내 pH를 안정적으로 유지하며, 염증을 완화하는 데 기여한다.
주의	**혈압 저하 가능성**: 고용량 섭취 시 혈압을 낮출 수 있어 저혈압 환자는 주의. **호르몬 영향 가능성**: 에스트로겐과 유사한 작용이 있을 수 있어 호르몬 관련 질환(유방암, 자궁내막증) 환자는 주의해야 함. **위장 장애 가능성**: 일부에서 위산 분비 증가로 속쓰림, 메스꺼움 발생 가능.

제4부

판매자를 위한
10문 10답 가이드

제 4 부
판매자를 위한 10문 10답 가이드

1. 소화기 건강의 힘

① 최근에 소화가 잘 되지 않거나 소화시간이 느리다고 느껴나요?

② 속이 더부룩하거나 불편한 느낌이 자주 드나요?

③ 트림이나 가스가 자주 나오나요?

④ 변비로 인해 배변이 어렵거나 불규칙하다고 느끼나요?

⑤ 위산 역류나 속 쓰림이 자주 발생하나요?

⑥ 식사 후 배가 아프거나 불쾌한 증상이 있나요?

⑦ 식사 후 배에 불편함이 지속되는 시간이 길어나요?

⑧ 설사를 하시거나 변의 상태가 변할 때가 자주 있나요?

⑨ 배가 팽창하거나 불쾌한 느낌이 자주 드나요?

⑩ 위염 등 위장 질환 치료 중이거나 처방약을 복용 중인가요?

Q1. 최근에 소화가 잘 되지 않거나 소화시간이 느리다고 느껴지나요?

소화 과정 설명하기
소화는 음식을 섭취한 후 영양소로 분해하여 흡수하는 과정으로, 구강, 식도, 위, 소장, 대장의 단계로 이루어져 있어요.

음식물은 입에서 타액의 소화 효소와 섞인 후, 식도를 통해 위로 내려가고, 위에서는 위산과 펩신에 의해 분해돼. 그런 다음 소장에서 췌장 효소와 담즙이 음식물을 더욱 분해하고, 대장에서는 수분과 전해질이 흡수되어요.

소화가 느린 원인 중 해당되는 원인 찾게 하기
식사 습관: 빠르게 먹거나, 과식을 하면 소화가 어려울 수 있어요.

스트레스: 스트레스는 자율신경계에 영향을 주어 위장 운동을 느리게 할 수 있어요.

운동 부족: 규칙적인 운동은 장 운동을 촉진하여 소화를 도와줄 수 있어요.

보충제 추천
소화 효소 보충제는 몸에서 부족한 소화 효소를 보충해 줄 수 있어요.

프로바이오틱스는 장내 유익균을 증가시켜 소화를 도울 수 있어요.

Q2. 속이 더부룩하거나 불편한 느낌이 자주 드나요?

위장 가스 형성 원인 설명하기
음식 섭취 중 공기를 삼키거나, 소화 과정에서 장내 미생물이 발효하여 가스가 생성될 수 있어요.

특정 음식, 특히 섬유질이 높은 음식이나 탄산음료가 가스를 증가시킬 수 있어요.

소화 효소 및 보충제 추천
소화 효소는 음식물 분해를 촉진하여 가스를 줄이는 데 도움을 줄 수 있어요.

가스제거제는 장내 가스를 흡수하거나 분해하여 증상을 완화할 수 있어요.

식사 습관 개선 가이드

천천히 먹고 잘 씹는 습관은 소화를 쉽게 하고 공기 섭취를 줄여요.

식사 중 대화나 음료 섭취는 가스를 증가시킬 수 있으니 조절하는 것이 좋아요.

Q3. 트림이나 가스가 자주 나오나요?

트림과 가스의 정상 배출 설명하기

트림과 가스 배출은 소화 과정에서 생긴 위장 내 공기와 장내 가스를 몸 밖으로 배출하는 자연스러운 과정이에요.

일반적으로 식후 1~2시간 내에 발생하는 가스는 정상적인 생리작용으로 이해할 수 있어요.

과도한 경우 소화 불량 가능성 알려주기

가스 배출이 과도하면 소화 효소 부족, 장내 미생물 불균형, 음식 민감성 등의 원인이 있을 수 있어요.

유당 불내증이나 특정 탄수화물의 흡수 장애도 원인 중 하나예요.

보충제 추천

소화 촉진제는 위장관의 운동을 촉진하여 소화를 돕고 가스를 줄일 수 있어요.

프로바이오틱스는 장내 환경을 개선하여 가스 생성을 줄일 수 있어요.

Q4. 변비로 인해 배변이 어렵거나 불규칙하다고 느끼나요?

변비의 원인 설명하기

변비는 주로 섬유질 부족, 수분 섭취 부족, 운동 부족으로 인해 발생하고 변의 억제 습관이나 스트레스도 원인일 수 있어요.

섬유질과 수분 섭취의 중요성 알려주기
식이섬유 보충제는 변의 부피를 증가시켜 장 운동을 자극해 배변을 촉진해요.
충분한 수분 섭취는 변을 부드럽게 하고 배변을 원활하게 도와줘요.

운동 권장하기
정기적인 운동은 장 운동을 촉진하여 변비를 예방할 수 있어요.

Q5. 위산 역류나 속 쓰림이 자주 발생하나요?

위산 역류 원인 설명하기
위산 역류는 위와 식도 사이의 괄약근이 약해지거나, 과식, 기름진 음식 섭취, 과음 등이 원인이 될 수 있어요.
복부 압박 증가 (예: 임신, 비만)도 역류를 유발할 수 있어요.

위산 중화제와 알긴산 제제 알려주기
위산 중화제는 위산을 중화하여 속 쓰림을 완화해요.
알긴산 제세는 위 내용물을 덮어 보호막을 형성하여 역류를 줄여줄 수 있어요.

생활 습관 가이드
소량씩 자주 먹기, 식사 후 바로 눕지 않기 등 생활습관을 조절하는 것이 중요해요.
기름진 음식, 카페인, 초콜릿 등의 섭취를 줄여야 해요.

Q6. 식사 후 배가 아프거나 불쾌한 증상이 있나요?

소화 불량의 일종임을 설명하기
식사 후 배가 아프거나 불쾌한 증상은 기능성 소화 불량의 대표적인 증상이에요.
소화 불량은 위의 운동 능력 저하나 소화 효소 부족으로 인해 발생할 수 있어요.

소화 촉진제와 소화 효소 보충제 알려주기
소화 촉진제는 위장 운동을 활성화시켜 음식이 더 빨리 소화될 수 있도록 도와요.
소화 효소 보충제는 소화 과정을 보조하여 소화 불량을 줄이는 데 효과적이예요.

식사 일지 작성 가이드
식사 일지를 쓰다보면 어떤 음식이 증상을 유발하는지 파악할 수 있고 특정 음식을 피하거나 소화에 도움되는 식단을 조절할 수 있어요.

Q7. 식사 후 배에 불편함이 지속되는 시간이 길어지나요?

소화 지연 가능성 설명하기
위 배출 지연이나 장의 느린 운동으로 인해 소화 시간이 길어질 수 있어요.
기름진 음식이나 섬유질이 많은 음식이 소화를 지연시킬 수 있어요.

소화 효소 및 식사 시간 조절법 알려주기
소화 효소 보충제는 소화 속도를 빠르게 하는 데 도움을 줄 수 있어요.
식사 시간을 일정하게 유지하고 천천히 먹는 습관을 가지는 것이 중요해요.

소화 건강을 위한 식습관 가이드
소량씩 자주 먹기, 소화에 좋은 음식 섭취 등 소화 건강을 위한 식습관을 유지하는 것이 도움이 되어요.
특정 음식이나 음료가 증상을 유발할 수 있으므로, 식단을 조절하는 것도 중요해요.

Q8. 설사를 하시거나 변의 상태가 변할 때가 자주 있나요?

장내 미생물 불균형 설명하기
설사나 변의 상태 변화는 장내 미생물의 균형이 깨진 경우 발생할 수 있어요.
항생제 사용, 식이 변화 등이 원인이 될 수 있어요.

프로바이오틱스 섭취 추천
프로바이오틱스는 유익균을 보충하여 장내 미생물 균형을 회복시킬 수 있어요.
특정 균주가 설사를 완화하는 데 도움을 줄 수 있어요.

지속적인 경우 전문가 상담 연결하기
증상이 지속되거나 심각한 경우, 의료 전문가의 상담이 필요해요.
기저 질환이나 식중독 등의 가능성도 고려해야 해요.

Q9. 배가 팽창하거나 불쾌한 느낌이 자주 드나요?

장내 가스 축적 원인 설명하기
배 팽창은 장내 가스 축적으로 인해 발생할 수 있어요.
음식물의 발효 과정이나 특정 음식 섭취로 가스가 증가할 수 있어요.

소화 효소 및 가스제거제 알려주기
소화 효소 보충제는 가스를 줄이기 위해 소화 과정을 개선할 수 있어요.
가스 배출 보조제는 장내 가스를 흡수하거나 분해하여 팽창을 줄이는 데 효과적이예요.

특정 음식 피하도록 가이드
콩류, 유제품, 탄산음료 등 가스를 많이 생성하는 음식을 피하는 것이 도움되어요.
식사 중 공기 삼킴을 줄이기 위해 천천히 먹고 잘 씹는 것이 중요해요.

Q10. 위염 등 위장 질환 치료 중이거나 처방약을 복용 중인가요?

위장 질환과 약물 복용 설명하기
위염이나 소화성 궤양 등의 위장 질환이 있는 경우 소화가 어려울 수 있어요.
NSAIDs(비스테로이드성 소염진통제)나 항생제와 같은 약물이 위장에 자극을 줄 수 있어요.

위산 중화제와 프로바이오틱스 알려주기

위산 중화제는 위산을 중화시켜 위 점막을 보호할 수 있어요.

프로바이오틱스는 장내 환경을 개선하고, 일부 약물의 부작용을 줄이는 데 도움을 줄 수 있어요.

약물과의 상호작용 확인하기

보충제나 건강기능식품이 처방약과 상호작용할 수 있으므로, 반드시 약사나 의사와 상담하는 것이 중요해요.

특히, 항응고제, 면역억제제와 같은 약물과 상호작용이 있을 수 있어서 반드시 주치의와 상담하고 건강기능식품을 섭취할 것을 강조해요.

2. 면역력 강화의 힘

① 감기나 독감에 자주 걸리나요?

② 쉽게 피로해지고 면역력이 저하된 느낌을 받나요?

③ 상처나 염증이 오래가거나 자주 생기나요?

④ 체력이 떨어져서 일상적인 활동이 힘들다고 느끼나요?

⑤ 피부에 발진이나 알레르기 반응이 자주 나타나나요?

⑥ 감기나 바이러스에 노출된 후 회복이 느리다고 느껴지나요?

⑦ 면역력 증진을 위한 보충제가 필요한 상황임을 자주 느끼나요?

⑧ 면역 관련 질환(예: 자가면역질환)으로 진단을 받거나 관리중인 상태인가요?

⑨ 최근 스트레스가 많아 면역력 저하가 걱정되나요?

⑩ 외부 환경(예: 기온 변화, 공기 오염 등) 변화에 따라 쉽게 몸이 지치거나 새로운 증상이 나타나나요?

Q1. 감기나 독감에 자주 걸리나요?

면역 체계의 역할 설명하기
면역 체계는 외부 병원체, 특히 바이러스와 박테리아로부터 몸을 보호하는 방어 시스템이에요.
감기나 독감에 자주 걸리는 것은 면역 체계의 약화나 면역력 저하와 관련이 있을 수 있어요.

바이러스와 면역 반응 알려주기
호흡기 바이러스는 면역력이 약할 때 쉽게 침투하여 감염을 유발해요.
백혈구(림프구, 호중구 등)는 감염된 세포를 공격하여 면역 반응을 시작해요.

예방과 보충제
비타민 C, 아연 등은 면역력을 강화하고 감염 위험을 줄일 수 있어요.
에키네시아와 같은 허브는 면역 반응을 강화하는 데 도움을 줄 수 있어요.

Q2. 쉽게 피로해지고 면역력이 저하된 느낌을 받나요?

면역력과 피로의 관계 설명하기
면역 시스템의 과도한 활성화는 에너지를 소모하여 피로를 유발할 수 있어요.
만성 피로 증후군은 면역력 저하와 연관될 수 있어요.

면역력 지원 보충제
아슈와간다나 홍삼 같은 보충제는 면역 체계를 지원하고 에너지 수준을 향상시킬 수 있어요.
비타민 D는 면역 조절과 에너지 유지에도 중요해요.

생활 습관 가이드
충분한 수면, 균형 잡힌 식단, 그리고 정기적인 운동은 면역력을 강화하고 피로를 줄이는 데 도움이 되어요.

Q3. 상처나 염증이 오래가거나 자주 생기나요?

염증과 면역 반응 관계 설명하기
급성 염증은 상처 치유 과정의 일부지만, 만성 염증은 면역 체계의 과도한 반응을 나타낼 수 있어요.

만성 염증은 자유 라디칼과 산화 스트레스의 증가와 관련될 수 있어요.

항산화제의 역할 강조하기
비타민 E, 비타민 C, 셀레늄 같은 항산화제는 염증을 줄이고 면역 시스템을 보호할 수 있어요.

오메가-3 지방산은 항염 효과를 통해 염증을 줄이는 데 도움을 주어요.

면역력 증진 가이드
항염증 식단을 채택하고 가공식품과 설탕 섭취를 줄이는 것이 중요해요.

정기적인 운동과 활동은 염증을 줄이고 면역력을 강화하는 데 도움이 되어요.

Q4. 체력이 떨어져서 일상적인 활동이 힘들다고 느끼나요?

면역력과 체력의 관계 설명하기
체력이 떨어지면 면역력도 함께 저하되면서 질병에 대한 저항력을 낮출 수 있어요.

에너지 대사와 관련된 영양소 부족은 면역 기능을 저하시키고 피로를 유발할 수 있어요.

체력 향상 보충제
비타민 B군은 에너지 생성에 필수적이며, 체력을 회복하는 데 도움이 되어요.

코엔자임 Q10은 세포 에너지 생산을 지원하여 피로를 줄일 수 있어요.

체력 회복을 위한 생활 가이드
규칙적인 운동과 충분한 휴식은 체력을 회복하고 면역력을 강화하는 데 중요해요.

균형 잡힌 식사와 스트레스 관리도 필수적이에요.

Q5. 피부에 발진이나 알레르기 반응이 자주 나타나나요?

피부와 면역 시스템 관계 설명하기
피부는 면역 체계의 중요한 방어선이라 발진이나 알레르기 반응은 면역 과민 반응의 결과일 수 있어요.

히스타민이 방출되면 가려움이나 발진이 나타날 수 있어요.

항알레르기 보충제
퀘르세틴은 자연 항히스타민제 역할을 하며 알레르기 반응을 줄일 수 있어요.

비타민 C는 항염 효과가 있어 피부 건강에 도움을 줄 수 있어요.

면역 조절 전략 가이드
알레르기 유발 요인을 피하고, 천연 보습제 사용으로 피부 장벽을 강화하는 것이 중요해요.

프로바이오틱스는 장내 균형을 맞추어 알레르기 반응을 줄일 수 있어요.

Q6. 감기나 바이러스에 노출된 후 회복이 느리다고 느껴지나요?

면역 회복 시간 알려주기
감기나 바이러스 감염 후 회복 속도는 개인의 면역 상태에 따라 달라질 수 있어요.

면역력이 약한 경우, 회복 과정이 느려질 수 있어요.

항산화제와 면역 보충제
비타민 C, 비타민 E, 아연 같은 항산화제는 면역 기능을 지원하고 회복 속도를 빠르게 할 수 있어요.

면역 조절제로 알려진 베타글루칸은 면역 반응을 강화하고 감염 후 회복을 촉진할 수 있어요.

생활 습관 가이드

충분한 수면과 균형 잡힌 식사는 회복 과정을 지원하고 면역력을 강화하는 데 필수적이에요.

스트레스 관리는 면역 회복을 돕는 중요한 요소예요.

Q7. 면역력 증진을 위한 영양제가 필요한 상황임을 자주 느끼나요?

면역 관련 영양제의 필요성 설명하기

면역력이 저하된 상황에서는 면역 관련 영양제를 통해 면역 시스템을 지원할 수 있어요.

영양 불균형이나 스트레스로 인해 면역력이 약해진 경우, 보충제가 도움이 될 수 있어요.

일반적인 면역 관련 영양제

비타민 D, 비타민 C, 아연은 면역 기능을 지원하는 주요 영양소예요.

프로바이오틱스는 장내 미생물 균형을 유지하여 면역력을 강화할 수 있어요.

보충제 선택 시 주의사항

보충제를 선택할 때는 영양소 함량과 품질을 확인하는 것이 중요해요.

기존 약물과의 상호작용을 고려하고, 전문가와 상담하는 것이 필요해요.

Q8. 면역 관련 질환(예: 자가면역질환)으로 진단을 받거나 관리 중인가요?

자가면역질환 설명하기

자가면역질환은 면역 시스템이 자기 조직을 공격하는 상태를 말해요.

류마티스 관절염, 루푸스, 크론병 등이 자가면역질환에 속해요.

면역 조절과 관리 알려주기

자가면역질환에서는 면역 조절제나 항염증제가 사용될 수 있어요.

오메가-3 지방산과 비타민 D는 면역 조절에 도움이 될 수 있어요.

관리 전략 가이드

자가면역질환 관리는 정기적인 의사 상담과 생활 습관 관리가 필수적이에요.

항염증 식단과 스트레스 관리가 증상 완화에 도움이 될 수 있어요.

Q9. 최근 스트레스가 많아 면역력 저하가 걱정되나요?

스트레스와 면역력의 관계 설명하기

스트레스는 면역 시스템에 부정적인 영향을 미쳐 면역력을 저하시킬 수 있어요.

코르티솔과 같은 스트레스 호르몬이 면역 반응을 억제할 수 있어요.

스트레스 관리와 면역 관련 영양제

아슈와간다, 홍삼은 스트레스 관리를 돕고 면역력을 강화할 수 있어요.

비타민 C와 비타민 E는 항산화 작용을 통해 스트레스로 인한 면역 기능 이상에 도움이 될 수 있어요.

생활 습관 가이드

명상, 운동, 충분한 수면은 스트레스를 풀고 면역력을 유지하는 데 도움이 되어요.

균형 잡힌 식단과 사회적 지원도 중요해요.

Q10. 외부 환경(예: 기온 변화, 공기 오염 등) 변화에 따라 쉽게 몸이 지치거나 새로운 증상이 나타나나요?

환경 요인과 면역력 설명하기

기온 변화나 공기 오염은 면역 시스템에 스트레스를 주어 면역력을 저하시킬 수 있어요.

알레르겐이나 유해 물질에 노출되면 면역 반응이 과도하게 일어날 수 있어요.

면역력 강화 보충제

비타민 D는 특히 겨울철 기온 변화에 따른 면역력 저하를 막는 데 중요해요.
오메가-3 지방산은 항염 효과로 환경 변화에 대한 면역 반응을 조절할 수 있어요.

예방 전략 가이드

외부 환경 변화에 대응하기 위해 계절별 옷차림과 실내 공기 질 관리가 중요해요.
마스크 착용과 공기청정기 사용은 공기 오염에 대처하는 방법이 될 수 있어요.

---

3. 피로 회복의 힘

① 일상생활에서 생기는 피로가 쉽게 풀리지 않나요?
② 자주 기운이 없고 에너지가 떨어진다고 느끼나요?
③ 아침에 일어나기 힘들고, 하루 종일 피곤한 느낌이 지속되나요?
④ 밤에 충분히 자도 피로가 풀리지 않는 느낌이 드나요?
⑤ 운동 후 회복이 늦어지고 근육이 뭉치는 느낌이 드나요?
⑥ 업무나 공부 중 집중력이 떨어지거나 피곤함을 느끼나요?
⑦ 스트레스나 과중한 업무로 인해 피로가 쌓인 상태인가요?
⑧ 근육통이나 체력 부족으로 일상적인 활동이 힘드나요?
⑨ 최근 수면 질이 저하되어 숙면을 하지 못하는 상황인가요?
⑩ 체력 부족이나 만성 피로가 지속되어 일상 생활에 어려움을 겪고 있나요?

Q1. 일상생활에서 생기는 피로가 쉽게 풀리지 않나요?

피로의 원인 설명하기
피로는 신체적, 정신적, 감정적 소모로 인해 발생할 수 있어요.
만성 피로는 에너지 대사 불균형이나 영양소 부족과 관련이 있을 수 있어요.

에너지 대사와 영양소 설명하기
비타민 B군(특히 B1, B6, B12)은 에너지 생성 과정에서 중요한 역할을 해요.
마그네슘은 근육과 신경 기능을 지원하며 피로 회복에 도움을 줄 수 있어요.

피로 관리 전략 가이드
규칙적인 운동과 균형 잡힌 식단은 피로를 줄이고 에너지 수준을 유지하는 데 중요하고 스트레스 관리도 피로 회복에 필수적이에요.

Q2. 자주 기운이 없고 에너지가 떨어진다고 느끼나요?

에너지 생성 과정 설명하기
미토콘드리아는 세포 내 에너지를 생산하는 중심이며, 기능 저하는 에너지 부족을 초래할 수 있어요.
코엔자임 Q10처럼 미토콘드리아 기능을 지원하여 에너지 생산을 돕는 중요한 보충제가 필요해요.

에너지 보충제
크레아틴은 에너지 생성에 관여하며 피로를 줄이는 데 도움이 될 수 있어요.
철분 결핍은 빈혈을 유발해 에너지 부족을 초래할 수 있으므로 철분 보충이 필요할 수 있어요.

일상 생활 습관 가이드
규칙적인 운동은 에너지 수준을 유지하고 피로를 줄이는 데 도움이 되어요.
충분한 수면과 수분 섭취도 중요해요.

Q3. 아침에 일어나기 힘들고, 하루 종일 피곤한 느낌이 지속되나요?

수면과 피로의 관계 설명하기

수면 부족은 호르몬 불균형을 초래하고 피로를 유발할 수 있어요.

멜라토닌과 세로토닌은 수면 주기를 조절하는 데 중요한 역할을 해요.

수면 보조제

멜라토닌 보충제는 수면의 질을 개선하고 아침 피로를 줄일 수 있어요.

마그네슘은 신경 안정에 도움을 주어 수면을 개선할 수 있어요.

수면 환경 가이드

규칙적인 수면 시간과 적절한 수면 환경은 피로 회복에 필수적이에요.

전자기기 사용 줄이기와 카페인 섭취 제한도 도움이 되어요.

Q4. 밤에 충분히 자도 피로가 풀리지 않는 느낌이 드나요?

수면 무호흡증과 피로 관계 설명하기

수면 무호흡증은 수면 중 반복적인 호흡 중단으로 인해 피로를 유발할 수 있어요.

무호흡은 심박수와 혈압에 영향을 미쳐 깊은 수면을 방해할 수 있어요.

피로 회복에 영양성분 중요성 강조하기

비타민 D 결핍은 수면의 질을 낮추고 피로를 유발할 수 있어요.

프로바이오틱스는 장내 미생물 균형을 맞춰 수면과 면역력을 개선할 수 있어요.

수면 패턴 가이드

수면의 질을 향상시키기 위해 수면 일기를 작성하고, 필요시 전문가의 상담을 받는 것을 권해요.

Q5. 운동 후 회복이 늦어지고 근육이 뭉치는 느낌이 드나요?

운동 후 회복 과정 설명하기
운동 후 근육 회복은 단백질 합성과 근육 재생 과정이에요.
피로물질(예: 젖산) 축적은 근육 뭉침과 회복 지연을 초래할 수 있어요.

근육 회복 보충제
아미노산(특히 BCAA)은 근육 회복과 재생에 중요한 역할을 해요.
글루타민은 근육 재생을 돕고 피로를 줄이는 데 도움이 될 수 있어요.

운동 후 관리 가이드
스트레칭과 마사지는 근육 긴장을 줄이고 회복을 촉진할 수 있어요.
적절한 수분 섭취와 영양 보충도 필수적이에요.

Q6. 업무나 공부 중 집중력이 떨어지거나 피곤함을 느끼나요?

집중력과 피로관계 설명하기
집중력 저하는 인지 기능과 신경 피로와 관련이 있어요.
스트레스와 수면 부족은 집중력을 감소시킬 수 있어요.

집중력 향상 보충제
오메가-3 지방산은 뇌 기능을 지원하고 집중력을 향상시킬 수 있어요.
카페인은 단기적으로 집중력을 높이지만, 과도한 섭취는 피로를 유발할 수 있어요.

생활 가이드
업무 환경을 정리하고, 휴식 시간을 설정하는 것이 중요해요.
규칙적인 운동과 영양소 섭취도 집중력 향상에 도움이 되어요.

Q7. 스트레스나 과중한 업무로 인해 피로가 쌓인 상태인가요?

스트레스와 피로의 관계 설명하기
만성 스트레스는 코르티솔 수치를 높여 피로를 유발할 수 있어요.

스트레스는 신경계와 면역 시스템에 부정적인 영향을 미쳐 피로를 악화시킬 수 있어요.

스트레스 관리 보충제
아슈와간다는 스트레스 완화와 피로 회복에 도움이 될 수 있어요.

마그네슘은 신경계를 안정시켜 스트레스를 줄일 수 있어요.

스트레스 관리 가이드
명상, 요가, 호흡 운동은 스트레스를 줄이고 피로 회복을 촉진할 수 있어요.

정기적인 운동과 취미 활동도 피로 해소에 도움이 되어요.

Q8. 근육통이나 체력 부족으로 일상적인 활동이 힘드나요?

근육통의 원인 설명하기
근육통은 과도한 운동, 부상, 혹은 염증 반응으로 인해 발생할 수 있어요.

염증성 물질의 축적은 근육 회복을 방해하고 통증을 유발할 수 있어요.

근육 회복 보충제
오메가-3 지방산은 항염 효과로 근육통을 완화할 수 있어요.

마그네슘과 칼륨은 근육 기능을 지원하고 통증을 줄이는 데 도움이 되어요.

체력 회복 가이드
체력을 회복하려면 적절한 휴식과 영양 공급이 중요해요.

단백질 섭취와 규칙적인 운동은 체력 향상에 도움이 될 수 있어요.

Q9. 최근 수면 질이 저하되어 숙면을 하지 못하는 상황인가요?

수면 질 저하의 원인 설명하기
수면의 질은 스트레스, 불규칙한 수면 패턴, 환경적 요인에 영향을 받을 수 있어요.

블루라이트 노출과 카페인 섭취는 수면 질을 낮출 수 있어요.

수면 보조제
멜라토닌은 수면 주기를 조절하여 수면 질을 개선할 수 있어요.

라벤더 오일과 카모마일 차는 수면을 촉진하는 데 도움이 될 수 있어요.

수면 환경 개선 가이드
어두운 방, 적절한 온도, 조용한 환경은 수면 질을 높이는 데 필수적이에요.

전자기기 사용 제한과 수면 전 명상을 시도해보는 것도 도움이 되어요.

Q10. 체력 부족이나 만성 피로가 지속되어 일상 생활에 어려움을 겪고 있나요?

만성 피로 증후군 설명하기
만성 피로 증후군은 극심한 피로가 6개월 이상 지속되며, 일상 활동에 심각한 영향을 줄 수 있어요.

원인은 면역 이상, 호르몬 불균형, 신경계 이상으로 추정하고 있어요.

체력 증진 보충제
코엔자임 Q10은 에너지 생산을 지원하여 만성 피로 완화에 도움이 될 수 있어요.

아답토젠(예: 로디올라, 아슈와간다)은 체력 회복과 스트레스 감소에 효과적일 수 있어요.

체력 관리 가이드
만성 피로를 관리하려면 원인을 파악하기 위해서 전문가와의 상담을 권해요.

균형 잡힌 식단, 규칙적인 운동, 스트레스 관리가 체력 증진에 도움이 될 수 있어요.

4. 뼈와 관절의 힘

① 뼈나 관절에 통증이 있거나 자주 불편하다고 느끼나요?
② 날씨가 추운 날에 관절이 뻣뻣하게 굳거나 아프나요?
③ 무릎이나 허리가 자주 아프거나 움직임에 제한이 생기나요?
④ 뼈가 약해져 골절이나 골다공증이 걱정되나요?
⑤ 관절이 소리 나거나 부드럽지 못하다는 느낌이 자주 드나요?
⑥ 일상적인 활동 중에 관절 통증이나 뻣뻣함을 경험하나요?
⑦ 운동 후 관절에 염증이 생기거나 통증이 지속되나요?
⑧ 나이가 들면서 관절 건강이 걱정되나요?
⑨ 체중 증가로 인해 관절에 부담을 느끼고 있나요?
⑩ 앉았다 일어날 때 무릎이나 엉덩이가 아픈 증상이 있나요?

Q1. 뼈나 관절에 통증이 있거나 자주 불편하다고 느끼나요?

관절 통증의 원인 설명하기
관절 통증은 염증성 질환(예: 관절염)이나 기계적 손상으로 인해 발생할 수 있어요.
연골 손상은 관절의 쿠션 역할을 약화시키며 통증을 유발할 수 있어요.

염증 관리 보충제
오메가-3 지방산은 항염 효과로 관절 통증을 완화할 수 있어요.
커큐민은 염증 반응을 억제하여 관절 건강을 지원할 수 있어요.

관절 관리 가이드
체중 관리와 수영, 요가 등으로 관절에 가해지는 부담을 줄여야 해요.
적절한 휴식과 물리 치료도 통증 완화에 도움이 될 수 있어요.

Q2. 날씨가 추운 날에 관절이 뻣뻣하게 굳거나 아프나요?

기후와 관절 통증의 관계 설명하기
추운 날씨는 혈류 감소로 인해 관절 주위 조직이 경직되어 통증을 유발할 수 있어요.
기압 변화도 관절 내 압력에 영향을 미쳐 불편함을 초래할 수 있어요.

기후 변화에 대응하는 보충제
글루코사민과 콘드로이틴은 관절 건강을 유지하고 유연성을 향상시킬 수 있어요.
비타민 D는 뼈와 관절 건강에 중요하며, 특히 겨울철에 부족하기 쉬우니 보충하세요.

관절 보온 가이드
따뜻한 옷을 입고, 온찜질을 통해 관절을 따뜻하게 유지하는 것이 중요해요.
규칙적인 스트레칭은 관절 유연성을 유지하는 데 도움이 되어요.

Q3. 무릎이나 허리가 자주 아프거나 움직임에 제한이 생기나요?

무릎 및 허리 통증의 원인 설명하기
무릎 통증은 연골 손상이나 퇴행성 관절염으로 인해 발생할 수 있어요.
허리 통증은 디스크 문제나 근육 약화와 관련이 있을 수 있어요.

관절 건강 보충제
콜라겐은 연골과 인대 건강을 지원하며 통증을 줄일 수 있어요.
MSM은 관절의 염증을 줄이고 통증 완화에 도움을 줄 수 있어요.

운동과 자세 교정 가이드
저충격 운동과 자세 교정은 무릎과 허리 통증을 예방하고 관리하는 데 중요해요.
체중 관리는 관절 부담을 줄이는 데 필수적이에요.

Q4. 뼈가 약해져 골절이나 골다공증이 걱정되나요?

골다공증의 원인
골다공증은 뼈의 밀도 감소로 인해 쉽게 골절이 발생할 수 있는 상태예요.
칼슘과 비타민 D 부족은 골밀도 감소에 주요 원인으로 작용해요.

뼈 건강 보충제
칼슘은 뼈의 구조를 강화하는 데 필수적이에요.
비타민 D는 칼슘 흡수를 촉진하여 뼈 건강을 지원해요.

생활 습관 가이드
규칙적인 체중 부하 운동(예: 걷기, 가벼운 웨이트 트레이닝)은 뼈 강도를 유지하는 데 도움이 되어요.
금연과 과도한 음주 제한도 뼈 건강에 중요해요.

Q5. 관절이 소리 나거나 부드럽지 못하다는 느낌이 자주 드나요?

관절 소리의 원인 설명하기
관절 소리는 일반적으로 윤활액 부족이나 연골 마모로 인해 발생할 수 있어요.
연골 손상은 관절을 부드럽게 움직이지 못하게 되면서 소리가 날 수 있어요.

관절 윤활 보충제
히알루론산은 관절 윤활을 돕고 마찰을 줄일 수 있어요.
오메가-3 지방산은 관절 윤활과 염증 감소에 효과적일 수 있어요.

윤활 유지 가이드
수분 섭취를 늘리고, 규칙적인 운동을 통해 관절을 움직이는 것이 좋아요.
연골 건강을 지원하는 보충제를 섭취하는 것도 도움이 될 수 있어요.

Q6. 일상적인 활동 중에 관절 통증이나 뻣뻣함을 경험하나요?

일상적인 관절 통증의 원인 설명하기
반복적인 움직임이나 과사용은 관절의 피로를 증가시키고 통증을 유발할 수 있어요.
염증성 관절염과 같은 만성 질환이 일상적인 활동 중 통증을 증가시킬 수 있어요.

관절 보호 보충제
글루코사민과 콘드로이틴은 연골 보호와 관절 유연성을 지원할 수 있어요.
MSM(메틸설포닐메탄)은 통증 완화와 염증 감소에 효과적이에요.

일상 활동 가이드
오래 걷기 등 과다하게 사용하지 말기와 적절한 휴식은 관절 건강을 유지하는 데 중요해요.
스트레칭과 근력 강화 운동도 통증 관리에 도움이 될 수 있어요.

Q7. 운동 후 관절에 염증이 생기거나 통증이 지속되나요?

운동 후 염증의 원인 설명하기
과도한 운동은 관절에 미세 손상을 일으켜 염증 반응을 유발할 수 있어요.
회복 시간이 부족하면 염증이 악화될 수 있어요.

염증 관리 보충제
오메가-3 지방산은 염증을 줄이고 관절 회복을 촉진할 수 있어요.
커큐민은 항염 효과로 운동 후 통증 완화에 도움을 줄 수 있어요.

운동 후 관리 가이드
운동 강도 조절과 충분한 휴식은 관절 회복을 돕는 데 필수적이예요.
냉찜질과 스트레칭도 염증 완화에 도움이 되어요.

Q8. 나이가 들면서 관절 건강이 걱정되나요?

노화와 관절 건강 설명하기
노화는 연골 손상과 관절액 감소를 초래해 관절 건강을 악화시킬 수 있어요.
골밀도 감소는 관절의 지지 구조를 약화시킬 수 있어요.

노화 방지 보충제
글루코사민과 콘드로이틴은 연골 건강을 유지하고 관절의 유연성을 향상시킬 수 있어요.
비타민 D와 칼슘은 골밀도 유지를 돕고 뼈 건강을 지원할 수 있어요.

생활습관 개선
규칙적인 운동과 영양 섭취는 노화로 인한 관절 손상을 줄이는 데 도움이 되어요.
체중 관리와 적절한 자세도 관절 보호에 중요해요.

Q9. 체중 증가로 인해 관절에 부담을 느끼고 있나요?

체중과 관절 건강의 관계 설명하기
체중 증가는 관절, 특히 무릎과 엉덩이에 과도한 부담을 주어 통증과 손상을 증가시킬 수 있어요.
비만은 염증성 물질의 증가로 관절 건강에 악영향을 미칠 수 있어요.

체중 관리 보충제
고섬유질 식품과 프로바이오틱스는 체중 관리와 소화 건강을 지원할 수 있어요.
녹차 추출물은 체중 감소와 대사 촉진에 도움을 줄 수 있어요.

관절 보호 가이드
저충격 운동(예: 수영, 걷기)은 체중 감소와 관절 부담 감소에 효과적이에요.
균형 잡힌 식단과 칼로리 조절은 체중 관리를 돕는 데 필수적이에요.

Q10. 앉았다 일어날 때 무릎이나 엉덩이가 아픈 증상이 있나요?

무릎과 엉덩이 통증의 원인 설명하기
연골 마모나 관절염은 앉았다 일어날 때 통증을 유발할 수 있어요.
근육 약화와 관절의 부적절한 사용도 통증을 악화시킬 수 있어요.

통증 관리 보충제
콜라겐과 비타민 C는 연골과 관절 조직의 재생을 돕고 통증을 완화할 수 있어요.
MSM은 관절 통증과 염증을 줄이는 데 효과적이에요.

운동과 재활 가이드
근력 강화 운동과 정확한 자세 교정은 무릎과 엉덩이 통증을 줄이는 데 도움이 되어요.
물리 치료와 유연성 운동도 회복을 촉진할 수 있어요.

5. 심혈관 건강의 힘

① 가슴이 답답하거나 통증을 느끼나요?
② 고혈압이거나 심장 질환으로 치료 중인가요?
③ 운동 중 심박수가 쉽게 증가하거나 숨이 차나요?
④ 자주 피로하거나 가벼운 활동 후에도 심장이 빨리 뛰는 느낌이 드나요?
⑤ 혈액순환이 잘 되지 않아 손발이 차가운 느낌이 자주 드나요?
⑥ 콜레스테롤 수치가 높아지거나 관리가 필요하다고 들으셨나요?
⑦ 심장 박동이 불규칙하거나 가슴이 답답하다고 느껴지나요?
⑧ 가벼운 운동 후에도 쉽게 숨이 차나요?
⑨ 혈압이 높거나 낮아서 걱정이 되나요?
⑩ 식습관이나 생활 습관이 문제가 있어 심혈관 건강이 걱정되나요?

Q1. 가슴이 답답하거나 통증을 느끼나요?

가슴 통증의 원인 설명하기
협심증이나 심근경색은 가슴 통증과 답답함을 유발할 수 있어요.
스트레스나 소화기 문제(예: 역류성 식도염)도 유사한 증상을 초래할 수 있어요.

심혈관 건강 보충제
오메가-3 지방산은 심혈관 건강을 지원하고 염증을 줄일 수 있어요.
코엔자임 Q10은 심근 기능을 강화하고 에너지 생성을 돕는 데 효과적이예요.

상담 가이드
의사의 진단과 정기적인 심혈관 검사가 필요할 수 있어요.

스트레스 관리와 생활 습관 개선도 중요해요.

Q2. 고혈압이거나 심장 질환으로 치료 중인가요?

고혈압 및 심장 질환의 원인 설명하기
고혈압은 유전적 요인과 생활 습관의 결과일 수 있어요.

심장 질환은 고혈압이나 동맥경화와 관련이 있을 수 있어요.

혈압 관리 보충제
마그네슘은 혈압 조절에 도움을 줄 수 있어요.

식이섬유는 콜레스테롤 수치를 낮추고 심장 건강을 지원할 수 있어요.

생활 가이드
염분 조절 식단과 규칙적인 운동은 고혈압 관리에 필수적이에요.

약물 복용을 설서히 따르는 것이 매우 중요해요.

Q3. 운동 중 심박수가 쉽게 증가하거나 숨이 차나요?

심박수 증가의 원인 설명하기
심장 기능 저하나 운동 부족이 운동 중 심박수 증가를 유발할 수 있어요.

빈혈이나 탈수도 유사한 증상을 초래할 수 있어요.

심장 건강 보충제
L-카르니틴은 심장 근육에 에너지를 공급하고 피로를 줄일 수 있어요.

비타민 B군은 에너지 대사를 돕고 피로 회복을 지원할 수 있어요.

운동 조절 가이드
서서히 운동 강도를 늘리는 것과 심박수 모니터링이 필요해요.
적절한 수분 섭취도 중요해요.

Q4. 자주 피로하거나 가벼운 활동 후에도 심장이 빨리 뛰는 느낌이 드나요?

피로와 심박수 증가의 원인 설명하기
빈혈이나 갑상선 문제는 이러한 증상을 유발할 수 있어요.
심장 기능 저하도 원인일 수 있어요.

에너지 지원 보충제
철분 보충제는 빈혈 예방에 필수적이에요.
비타민 C는 철분 흡수를 돕고 에너지 회복을 지원할 수 있어요.

의학적 평가 가이드
혈액 검사와 심장 기능 평가가 필요할 수 있어요.
규칙적인 휴식과 스트레스 관리는 필수이며 아주 중요해요.

Q5. 혈액순환이 잘 되지 않아 손발이 차가운 느낌이 자주 드나요?

혈액순환 장애의 원인 설명하기
말초혈관 질환이나 레이노 증후군이 원인일 수 있어요.
빈혈이나 저혈압도 혈액순환에 영향을 줄 수 있어요.

혈액순환 개선 보충제
은행잎추출물은 혈류를 개선하고 말초 순환을 도울 수 있어요.
비타민 E는 혈관 건강을 지원하고 순환을 촉진할 수 있어요.

생활 가이드
규칙적인 운동과 금연은 혈액순환을 개선하는 데 도움이 되어요.
따뜻한 옷 착용과 적절한 수분 섭취도 중요해요.

Q6. 콜레스테롤 수치가 높아지거나 관리가 필요하다고 들으셨나요?

콜레스테롤의 역할과 관리 필요성 설명하기
콜레스테롤은 세포막을 구성하는 중요한 성분이지만, LDL(나쁜 콜레스테롤) 수치가 높으면 동맥경화증을 유발할 수 있어요.
반대로, HDL(좋은 콜레스테롤)은 혈관을 보호하는 역할을 하므로 높게 유지하는 것이 중요해요.

콜레스테롤 관리 보충제
오메가-3 지방산은 LDL을 낮추고 HDL을 증가시킬 수 있어요.
홍국은 모나콜린 K를 포함해 콜레스테롤 수치를 낮추는 데 효과적일 수 있어요.

약물 및 생활 가이드
스타틴 계열 약물(예: 아토르바스타틴)은 LDL 수치를 낮추는 데 활용되어요.
저지방, 고섬유질 식단과 규칙적인 운동이 필수적이예요.

Q7. 심장 박동이 불규칙하거나 가슴이 답답하다고 느껴지나요?

심박수 불규칙성의 원인 설명하기
부정맥(예: 심방세동)은 심박수가 불규칙하게 발생하는 대표적인 질환이예요.
심장 질환, 전해질 불균형, 과도한 카페인이 부정맥을 유발할 수 있어요.

심박수 조절 보충제
마그네슘은 심장 근육의 전기적 활동을 조절해 부정맥을 예방할 수 있어요.
코엔자임 Q10은 심장 세포의 에너지를 개선하고 심박수를 안정시킬 수 있어요.

상담 가이드
ECG(심전도) 검사와 혈액검사(특히 전해질 검사)를 통해 정확한 진단이 필요해요.
스트레스 관리와 카페인 섭취 제한이 중요해요.

Q8. 가벼운 운동 후에도 쉽게 숨이 차나요?

운동 중 호흡곤란의 원인 설명하기
심장 기능 저하나 폐 질환(예: COPD, 천식)은 운동 중 호흡곤란을 유발할 수 있어요.
심박수 증가와 함께 호흡의 깊이와 빈도가 증가하는 자연스러운 반응일 수 있어요.

호흡 개선을 위한 보충제
산화질소(NO) 전구체인 L-아르기닌은 혈관을 확장시켜 호흡과 혈류를 개선할 수 있어요.
비타민 C와 비타민 E는 항산화 작용을 통해 호흡을 개선하고 심장 건강을 지킬 수 있어요.

운동 가이드
운동 강도를 서서히 증가시키고 심박수와 호흡 패턴을 모니터링하면서 운동을 진행해야 해요.
운동 후 충분한 휴식과 수분 보충이 중요해요.

Q9. 혈압이 높거나 낮아서 걱정이 되나요?

고혈압과 저혈압의 위험성 설명하기

고혈압은 심혈관 질환을 유발할 수 있는 주요 원인이고, 저혈압은 혈액순환 부족으로 심장에 부담을 줄 수 있어요.

고혈압은 심장, 뇌, 신장에 심각한 영향을 미칠 수 있어요.

혈압 관리 보충제

마그네슘과 칼륨은 혈압을 낮추는 데 중요한 역할을 해요.

비타민 D는 고혈압 예방에 효과적이며, 오메가-3 지방산은 염증을 줄이고 혈압을 조절하는 데 도움이 되어요.

약물 및 생활 가이드

고혈압 약물(ACE 억제제, 칼슘 차단제 등)과 저염식은 혈압 조절에 필수예요.

규칙적인 운동과 체중 관리는 혈압을 안정시키는 데 중요해요.

Q10. 식습관이나 생활 습관이 문제가 있어 심혈관 건강이 걱정되나요?

식습관의 영향 설명하기

고지방, 고염식은 고혈압, 동맥경화증, 심장 질환의 주요 원인일 수 있어요.

과도한 설탕 섭취는 대사 증후군을 유발하고, 심혈관 질환 위험을 증가시킬 수 있어요.

심혈관 건강을 위한 보충제

올리브 오일과 식물성 스테롤은 콜레스테롤 수치를 낮추고 심혈관 건강을 돕는 데 효과적이에요.

비타민 K2는 동맥 경화를 예방하고, 폴리페놀은 혈관을 보호하는 데 중요한 역할을 해요.

생활 가이드

균형 잡힌 식단과 규칙적인 운동이 심혈관 건강을 증진시키는 가장 중요한 방법이에요.

금연과 스트레스 관리도 심혈관 건강을 개선하는 데 매우 중요해요.

6. 피부 건강의 힘

① 피부가 자주 건조하거나 가려운 느낌이 드나요?
② 주름이나 탄력 저하로 인한 피부 변화가 느껴지나요?
③ 피부가 쉽게 자극을 받아 붉어지거나 알레르기 반응이 나타나나요?
④ 자외선에 민감하여 피부가 쉽게 일광 화상을 입거나 탈진되나요?
⑤ 피부의 윤기가 부족하고 푸석한 느낌이 드나요?
⑥ 얼굴에 기미나 잡티가 자주 생기나요?
⑦ 피부가 쉽게 자주 붉어지거나 염증이 생기나요?
⑧ 피부 노화가 빨리 진행되고 있다고 느끼시나요?
⑨ 피부가 자주 트거나 갈라지는 현상이 있나요?
⑩ 피부염증 등 피부 질환이 자주 발생하시나요?

Q1. 피부가 자주 건조하거나 가려운 느낌이 드나요?

피부 건조의 원인 설명하기
피부 건조는 피지 분비 감소, 환경적 요인(추위, 습도 부족), 그리고 자극적인 화장품에 의해 발생할 수 있어요.
아토피성 피부염이나 건선과 같은 피부 질환도 건조함을 유발할 수 있어요.

피부 건강 보충제
오메가-3 지방산은 피부의 수분 유지에 중요하고, 염증을 감소시켜 건조함을 예방할 수 있어요.
비타민 E는 피부의 보습력을 강화하고, 항산화 작용을 통해 피부를 보호해요.

관리 가이드
자극적인 세안제나 스크럽 사용을 피하고 보습 크림을 자주 발라 피부 수분을 유지해요.
적절한 실내 습도 유지와 충분한 수분 섭취가 중요해요.

Q2. 주름이나 탄력 저하로 인한 피부 변화가 느껴지나요?

주름 및 탄력 저하의 원인 설명하기
콜라겐의 감소와 엘라스틴 손상은 나이가 들면서 피부 탄력을 저하시켜요.
자외선 노출과 흡연, 과음은 피부의 주름과 탄력 저하를 가속화할 수 있어요.

피부 탄력 개선 보충제
콜라겐 보충제는 피부의 탄력 회복을 돕고 주름을 예방하는 데 효과적이예요.
비타민 C는 콜라겐 합성에 중요한 역할을 해서 탄력있는 피부에 도움이 되어요.

관리 가이드
자외선 차단제 사용과 수분 보충이 필수적이예요.
미세침 요법이나 보톡스 같은 전문직인 시술도 탄력 개선에 도움이 될 수 있어요.

Q3. 피부가 쉽게 자극을 받아 붉어지거나 알레르기 반응이 나타나나요?

피부 자극의 원인 설명하기
알레르기 반응, 민감성 피부, 화학 성분이 포함된 제품 등이 자극을 유발할 수 있어요.
염증성 피부 질환(예: 습진, 접촉성 피부염)도 붉어짐과 알레르기 반응을 유발할 수 있어요.

피부 자극 완화 보충제
비타민 B5(판토텐산)은 피부의 염증을 완화하고 상처 치유를 돕는 데 효과적이예요.
아연은 염증을 줄이고 피부 재생을 촉진할 수 있어요.

관리 가이드

저자극성 화장품을 사용하고, 자극적인 성분(알콜, 향료 등)을 피해야 해요.

냉찜질로 염증을 진정시키는 것도 효과적일 수 있어요.

Q4. 자외선에 민감하여 피부가 쉽게 일광 화상을 입거나 탈진되나요?

자외선 민감성의 원인 설명하기

멜라닌이 적은 피부일수록 자외선에 민감하고, 피부가 쉽게 손상될 수 있어요.

약물이나 피부 질환도 자외선에 대한 민감도를 높일 수 있어요.

자외선 차단 보충제

비타민 C와 비타민 E는 강력한 항산화 작용을 통해 피부를 자외선으로부터 보호해요.

폴리페놀이 풍부한 녹차 추출물은 자외선 손상을 예방하는 데 도움을 줄 수 있어요.

관리 가이드

자외선 차단제 사용과 햇볕 피하기가 필수적이예요.

자외선 노출 후에는 알로에나 수딩 젤로 피부를 진정시켜요.

Q5. 피부의 윤기가 부족하고 푸석한 느낌이 드나요?

피부 푸석함의 원인 설명하기

피부의 수분 부족과 피지 분비 감소가 푸석함을 유발할 수 있어요.

스트레스, 환경적 요인, 호르몬 변화도 피부 윤기를 저하시킬 수 있어요.

피부 윤기 회복 보충제

히알루론산은 피부의 수분을 끌어당기고 수분을 유지하는 데 도움이 되어요.

오메가-3 지방산은 피부를 부드럽고 윤기 있게 만들어요.

관리 가이드

보습제와 오일을 사용해 피부의 윤기를 회복시키고, 충분한 수분 섭취가 필요해요.
피지 조절과 염증 완화가 필요한 경우, 차가운 스프레이나 토너를 활용해요.

Q6. 얼굴에 기미나 잡티가 자주 생기나요?

기미와 잡티의 원인 설명하기

호르몬 변화, 임신, 경구 피임약 등의 영향을 받을 수 있어요.
자외선에 의한 색소 침착도 기미와 잡티를 유발할 수 있어요.

기미 및 잡티 개선 보충제

비타민 C는 미백 효과와 함께 피부의 피지 분비 조절에도 효과적이예요.
알파 리포산은 강력한 항산화 작용을 통해 색소 침착을 완화할 수 있어요.

관리 가이드

자외선 차단제와 피부 미백 제품을 꾸준히 사용해야 해요.
자극적인 세품 사용을 피하고 피부 재생에 좋은 힐링 성분을 활용해요.

Q7. 피부가 쉽게 자주 붉어지거나 염증이 생기나요?

피부 염증의 원인 설명하기

염증성 피부 질환(예: 여드름, 홍반 등)이 자주 발생할 수 있어요.
환경적 자극이나 스트레스도 피부 염증을 유발할 수 있어요.

염증 완화 보충제

비타민 A는 피부 세포의 재생을 촉진하고, 염증을 완화할 수 있어요.
오메가-3 지방산과 아연은 염증을 줄이고 피부를 회복시킬 수 있어요.

관리 가이드
저자극성 스킨케어 제품을 사용하고, 염증이 생긴 부위는 가급적 자극을 최소화해야 해요.

냉찜질이나 알로에 젤을 사용하면 피부 염증이 가라앉을 수 있어요.

Q8. 피부 노화가 빨리 진행되고 있다고 느끼나요?

피부 노화의 원인 설명하기
자외선, 흡연, 환경 오염 등은 피부 노화를 가속화하는 주요 원인이에요.

콜라겐과 엘라스틴의 감소는 피부 탄력을 떨어뜨리고, 주름을 생성해요.

피부 노화 방지 보충제
콜라겐 보충제는 피부 탄력과 주름 예방에 중요한 역할을 해요.

비타민 C와 비타민 E는 강력한 항산화 성분으로 피부 노화를 방지할 수 있어요.

관리 가이드
자외선 차단제를 하루 종일 사용하고, 보습 크림과 영양 크림으로 피부를 보호해요.

건강한 식단과 규칙적인 운동도 피부 노화 방지에 도움이 되어요.

Q9. 피부가 자주 트거나 갈라지는 현상이 있나요?

피부 트임의 원인 설명하기
피부 건조와 환경적 자극이 피부를 자극하고 갈라지게 해요.

영양 부족, 특히 비타민 A와 지방산 부족도 원인일 수 있어요.

피부 트임 예방 보충제
비타민 A는 피부 재생을 돕고, 오메가-3 지방산은 피부 장벽을 강화해요.

콜라겐 보충은 피부의 탄력과 유연성을 높여요.

관리 가이드

보습제와 오일을 사용하여 피부의 수분을 공급해요.

차가운 물이나 온천욕으로 피부를 자극 없이 진정시키는 것이 중요해요.

Q10. 피부 염증 등 피부 질환이 자주 발생하나요?

피부 질환의 원인 설명하기

알레르기 반응, 아토피, 여드름, 피부염 등 여러 가지 질환이 염증을 유발할 수 있어요.

스트레스와 환경적 요인도 피부 질환을 악화시킬 수 있어요.

피부 질환 개선 보충제

비타민 A와 아연은 피부 염증을 줄이고, 재생을 촉진해요.

오메가-3 지방산은 염증을 완화하는 데 효과가 있어요.

관리 가이드

염증을 최소화하는 스킨케어를 사용하고, 환경 자극을 피해야 해요.

피부 질환이 지속되면 피부과 진료를 통해 원인을 파악해야 해요.

7. 시력 보호의 힘

① 최근 갑자기 시력이 떨어졌다고 느끼나요?
② 컴퓨터나 스마트폰 사용 후 눈이 건조하거나 뻑뻑한 느낌이 드나요?
③ 빛에 민감하여 눈이 쉽게 아프거나 불편한 상태인가요?
④ 눈에 먼지나 날파리가 날아다니는 느낌을 느끼나요?
⑤ 밤에 운전할 때 시야가 흐려지거나 어려운 점이 있나요?
⑥ 오래 집중해야 하는 작업 후에 충혈이나 눈이 쉽게 피로해지나요?
⑦ 눈의 주변에 통증이나 압박감을 느끼나요?
⑧ 시력 저하로 인해 글자나 숫자가 흐릿하게 보이나요?
⑨ 최근 눈 건강에 변화가 있어 걱정되나요?
⑩ 눈의 가려움증이나 알레르기 반응이 자주 나타나나요?

Q1. 최근 갑자기 시력이 떨어졌다고 느끼나요?

시력 저하의 원인 설명하기
시력 저하는 근시, 원시, 노안, 백내장 등의 눈 질환으로 인해 발생할 수 있어요. 황반변성이나 당뇨망막병증 등도 시력 저하를 일으킬 수 있어요.

시력 보호 보충제
루테인과 제아잔틴은 망막의 황반을 보호하고, 자외선과 블루라이트로부터 눈을 지켜주어요.
비타민 A는 시력 유지에 필수적인 영양소로, 특히 야맹증을 예방할 수 있어요.

관리 가이드

정기적인 시력 검사와 함께 눈의 피로를 줄이는 방법을 실천해야 해요.

디지털 기기 사용 시간을 줄이고 블루라이트 차단 필터를 사용하는 것도 시력 보호에 도움이 되어요.

Q2. 컴퓨터나 스마트폰 사용 후 눈이 건조하거나 뻑뻑한 느낌이 드나요?

디지털 눈의 피로 원인 설명하기

장시간 컴퓨터나 스마트폰을 사용하면, 눈의 깜박임 빈도가 줄어들고 눈물 분비 감소로 인한 건조증이 발생할 수 있어요.

블루라이트 노출도 눈의 피로를 증가시킬 수 있어요.

눈 건조 보충제

오메가-3 지방산은 눈물의 질을 향상시켜 눈 건조증을 완화할 수 있어요.

비타민 A는 눈의 점막 건강을 유지하고 눈물 분비를 촉진해요.

관리 가이드

20-20-20 법칙(20분마다 20초 동안 20피트 거리를 바라보기, 20피트는 약 6미터)을 적용해요.

인공눈물을 사용하고, 가습기를 사용해 실내 공기를 적절히 조절하는 것이 중요해요.

Q3. 빛에 민감하여 눈이 쉽게 아프거나 불편한 상태인가요?

빛에 민감한 원인 설명하기

광선 과민증은 눈의 망막이나 각막에 문제가 있을 때 발생할 수 있어요.

녹내장이나 백내장 등의 눈 질환도 빛에 민감함을 유발할 수 있어요.

빛 민감도 완화 보충제
루테인과 제아잔틴은 눈의 광선 차단과 자외선 보호를 돕고 빛에 대한 민감도를 줄여요.
비타민 C와 비타민 E는 항산화 작용을 통해 눈을 보호할 수 있어요.

관리 가이드
자외선 차단 안경을 착용하고, 햇볕이 강한 시간대에는 외출을 피하는 것이 좋아.
어두운 곳에서 눈을 휴식시키고 과도한 빛에 노출되지 않도록 주의해요.

Q4. 눈에 먼지나 날파리가 날아다니는 느낌을 느끼나요?

눈에 이물질이 보이는 원인 설명하기
비문증(eye floaters)은 눈의 유리체에 떠다니는 작은 입자들이 보이는 증상으로, 이는 일반적으로 자연적인 노화로 발생하지만 때로는 망막 박리와 같은 심각한 문제의 신호일 수 있어요.

이물질 관련 보충제
비타민 A는 망막 건강에 중요한 역할을 하며, 시력 유지에 기여해요
비타민 C는 망막에 필요한 항산화 작용을 통해 이물질로부터 보호할 수 있어요.
파인애플속의 브로멜라인이라는 효소가 염증을 줄이고 유리체 내의 혈액 순환을 개선하면서 비문증 증상을 완화할 수 있다는 연구가 있어서 추천할 수 있어요.

관리 가이드
시력 검사를 정기적으로 받아보고, 비문증이 심하거나 자주 발생할 경우 안과 전문의와 상담하는 것이 중요해요.
눈에 먼지가 들어갔다면 인공눈물이나 물로 세척을 통해 눈을 깨끗하게 유지해요.

Q5. 밤에 운전할 때 시야가 흐려지거나 어려운 점이 있나요?

야간 시력 저하 원인 설명하기
녹내장이나 백내장 같은 질환은 야간 시력에 영향을 미칠 수 있어요.
비타민 A 부족도 야맹증(어두운 곳에서 시력 저하)을 유발할 수 있어요.

야간 시력 보호 보충제
루테인과 제아잔틴은 황반을 보호하며, 특히 야간에 시력을 돕는 데 효과적이예요.
비타민 A는 야맹증 예방에 필수적인 영양소예요.

관리 가이드
밤에 운전할 때 밝은 조명을 피하고 시력 검사를 통해 눈 상태를 점검해요.
고농축 비타민 A 보충제나 루테인 보충제를 사용해 시력을 보호해요.

Q6. 오래 집중해야 하는 작업 후에 충혈이나 눈이 쉽게 피로해지나요?

집중 작업 후 눈 피로 원인 설명하기
근거리 작업(책 읽기, 컴퓨터 사용 등)은 눈에 과도한 부담을 주어 눈의 피로를 유발할 수 있어요.
눈의 근육 긴장이나 혈액 순환 문제도 눈의 피로를 악화시킬 수 있어요.

눈 피로 완화 보충제
비타민 B2(리보플라빈)는 눈의 피로를 완화하고 시력 회복을 돕는 중요한 비타민이예요.
루테인과 지아잔틴은 눈의 피로를 줄이고, 시력 보호에 도움이 되어요.

관리 가이드
정기적인 휴식을 취하고, 20-20-20 법칙을 실천해요.
눈 운동이나 눈 마사지를 통해 눈의 피로를 줄여주어요.

Q7. 눈의 주변에 통증이나 압박감을 느끼나요?

눈 주변 통증의 원인 설명하기
눈의 피로, 부비동염, 편두통 등이 눈 주변에 통증이나 압박감을 유발할 수 있어요.
녹내장이나 눈부심도 이와 같은 증상을 일으킬 수 있어요.

눈 주변 통증 완화 보충제
비타민 B2는 눈 주변의 통증을 줄여주는 데 효과적이예요.
오메가-3 지방산은 염증 완화와 혈액 순환 개선을 도와요.

관리 가이드
눈 주변 마사지를 통해 혈액 순환을 돕고, 눈의 피로를 줄여요.
증상이 계속될 경우, 안과 전문가와 상담하여 눈 질환 여부를 점검해요.

Q8. 시력 저하로 인해 글자나 숫자가 흐릿하게 보이나요?

시력 저하 원인 설명하기
근시나 원시, 백내장 등은 글자나 숫자가 흐릿하게 보이는 원인이 될 수 있어요.
황반변성이나 당뇨병성 망막병증도 시력 저하를 일으킬 수 있어요.

시력 보호 보충제
루테인과 지아잔틴은 망막을 보호하고 시력을 유지하는 데 중요한 역할을 해요.
비타민 A와 비타민 C는 시력 유지에 필수적인 영양소로 작용해요.

관리 가이드
시력 검사를 정기적으로 받으며, 근시나 원시 교정을 위한 안경을 착용해요.
건강한 식단과 눈 보호 보충제를 활용해 시력을 강화해요.

Q9. 최근 눈 건강에 변화가 있어 걱정되나요?

눈 건강 변화 원인 설명하기
눈의 피로, 건조증, 시력 저하 등은 생활 습관이나 환경적 요인으로 발생할 수 있어요.
황반변성이나 백내장 등이 눈 건강에 큰 영향을 미칠 수 있어요.

눈 건강 보충제
루테인과 지아잔틴은 황반을 보호하고 시력을 강화하는 데 도움을 주어요.
비타민 A와 비타민 E는 항산화 작용을 통해 눈의 노화를 늦출 수 있어요.

관리 가이드
정기적인 시력 검사를 통해 눈 건강을 체크하고, 눈 피로를 줄이는 방법을 실천해요.
눈 건강 보충제를 활용해 눈의 영양을 보충해요.

Q10. 눈의 가려움증이나 알레르기 반응이 자주 나타나나요?

눈 가려움증 원인 설명하기
알레르기성 결막염이나 건조증이 눈 가려움증의 주요 원인일 수 있어요.
미세먼지나 꽃가루와 같은 환경적 요인도 자주 자극을 일으킬 수 있어요.

눈 가려움증 완화 보충제
오메가-3 지방산은 염증 완화에 도움을 주고, 눈의 건조증을 예방할 수 있어요.
비타민 C는 알레르기 증상을 완화시킬 수 있는 항산화제예요.

관리 가이드
환경적 자극을 피하고, 인공눈물을 사용해 눈을 촉촉하게 유지해요.
알레르기 반응이 심하면 항히스타민제를 사용하여 증상을 완화시킬 수 있어요.

8. 체중 관리의 힘

① 체중 증가로 인해 활동이 어려운 상태인가요?
② 과도한 식욕으로 체중 조절이 힘들어지나요?
③ 식사 후에 과식으로 인한 소화 불량을 자주 느끼나요?
④ 체중 증가가 스트레스나 건강에 영향을 미치고 있다고 느끼나요?
⑤ 운동을 해도 체중이 쉽게 줄지 않나요?
⑥ 불규칙한 식사나 야식으로 체중 증가가 진행되고 있나요?
⑦ 체지방 비율이 높은 상태라 걱정되나요?
⑧ 최근 체중이 급격히 증가하거나 감소한 경험이 있나요?
⑨ 다이어트를 하고 있지만 식욕을 조절하는 데 어려움이 있나요?
⑩ 건강이상과 관련해서 체중이나 체형관리가 필요한 상태인가요?

Q1. 체중 증가로 인해 활동이 어려운 상태인가요?

체중 증가가 활동에 미치는 영향 설명하기
과도한 체중은 관절, 심혈관 건강, 호흡 등에 부담을 주어 활동 시 어려움을 초래할 수 있어요.
체중 증가로 체지방 비율이 높아지면 대사 건강에 영향을 미쳐 활동에 지장을 줄 수 있어요.

체중 관리 보충제
녹차 추출물(EGCG)은 체중 감량을 돕고 대사율을 증가시키는 데 효과적이예요.
CLA(공액리놀레산)는 체지방을 줄이는 데 도움을 주는 보충제로 알려져 있어요.

관리 가이드

적절한 체중 목표 설정과 함께 균형 잡힌 식사와 규칙적인 운동이 필요해요.
수분 섭취를 늘리고, 저칼로리 간식을 선택하여 활동의 효율성을 높일 수 있어요.

Q2. 과도한 식욕으로 체중 조절이 힘들어지나요?

과도한 식욕의 원인 설명하기

호르몬 불균형(예: 그렐린 과다)은 식욕을 증가시킬 수 있어요.
정서적 스트레스나 불규칙한 수면도 식욕을 촉진시킬 수 있어요.

식욕 조절 보충제

가르시니아 캄보지아는 식욕을 억제하고 지방 축적을 줄이는 데 도움을 줄 수 있어요.
식이섬유(예: 글루코만난)은 포만감을 증가시켜 식욕을 줄이는 데 효과적이예요.

관리 가이드

식사 일지를 기록하여 식습관을 점검하고, 규칙적인 식사로 과식을 방지해요.
스트레스 관리와 수면의 질 향상이 중요하고 특히 충분한 수면은 식욕 조절에 도움이 될 수 있어요.

Q3. 식사 후에 과식이나 소화 불량을 자주 느끼나요?

과식과 소화 불량의 원인 설명하기

과식은 위와 장에 과도한 부담을 주어 소화불량을 유발할 수 있어요.
소화 효소 부족이나 위산 역류가 원인이 될 수 있어요.

소화 개선 보충제

프로바이오틱스는 장 건강을 개선하고 소화를 원활하게 만들어줄 수 있어요.
소화 효소(예: 파파인, 브로멜라인)는 소화를 돕고 과식 후 불편함을 줄이는 데 도움이 되어요.

관리 가이드

소량으로 자주 먹는 습관을 들여 과식을 예방하고, 식사 후에는 가벼운 산책을 해요.

소화가 잘 되는 음식을 선택하고, 식사 후 잠자기 전 최소 2시간은 지나서 잠들도록 해요.

Q4. 체중 증가가 스트레스나 건강에 영향을 미치고 있다고 느끼나요?

체중 증가와 스트레스의 관계 설명하기

체중 증가는 자존감과 정서적 건강에 부정적인 영향을 미칠 수 있어요.

과도한 체중은 심혈관 질환, 당뇨 등과 같은 만성 질환 위험을 높여 건강에 영향을 미쳐요.

스트레스 완화 보충제

마그네슘은 스트레스 감소에 효과적이며, 근육 이완에도 도움이 되어요.

L-카르니틴은 체중 감소를 돕는 동시에 피로를 줄여주는 효과가 있어요.

관리 가이드

스트레스 관리를 위해 명상이나 심호흡 운동을 실천해요.

건강한 체중 관리와 함께 자기 자신을 긍정적으로 바라보는 마음가짐을 갖는 것이 중요해요.

Q5. 운동을 해도 체중이 쉽게 줄지 않나요?

체중 감소가 어려운 원인 설명하기

운동이 체중 감소에 효과적이지 않은 경우, 식이요법이나 대사 저하가 영향을 미칠 수 있어요.

근육량이 적거나 호르몬 불균형이 있는지 검사가 필요할 수 있어요.

운동과 체중 감량 보충제
녹차 추출물(EGCG)은 운동과 함께 체중 감소를 촉진시킬 수 있어요.
CLA(공액리놀레산)는 체지방을 감소시키고 근육량 유지를 돕는 보충제예요.

관리 가이드
근육량을 늘리는 운동(예: 웨이트 트레이닝)을 통해 기초대사량을 증가시켜요.
단백질 섭취를 늘리고, 유산소 운동과 저항 운동을 병행하는 것이 중요해요.

Q6. 불규칙한 식사나 야식이 체중 증가에 영향을 미친다고 느끼나요?

불규칙한 식사와 야식의 영향 설명하기
불규칙한 식사는 혈당과 인슐린 수치를 불안정하게 만들어 체중 증가를 초래할 수 있어요.
야식은 소화가 느려지면서 체지방 축적을 증가시킬 수 있어요.

식사 습관 개선 보충제
가르시니아 캄보지아는 체중 조절을 돕고 식욕 억제에 효과적이예요.
크롬은 혈당 조절을 돕고, 지방 저장을 감소시킬 수 있어요.

관리 가이드
식사 시간을 일정하게 유지하고, 야식은 피하는 것이 체중 관리에 유효해요.
식사 계획을 세우고 간식 대신 채소나 과일을 선택하는 것이 좋아요.

Q7. 체지방 비율이 높은 상태라고 걱정되나요?

높은 체지방 비율의 위험성 설명하기
높은 체지방 비율은 심혈관 질환, 당뇨, 호르몬 불균형 등의 건강 문제를 일으킬 수 있어요.
특히 복부 비만은 내장 지방 축적을 초래해 건강에 위험을 줄 수 있어요.

체지방 감소 보충제
CLA(공액리놀레산)는 체지방 감소에 도움을 줄 수 있어요.
녹차 추출물(EGCG)은 체지방을 효과적으로 줄여주는 데 도움이 되어요.

관리 가이드
심혈관 운동과 함께 근육량 증가를 목표로 하는 운동을 병행해요.
균형 잡힌 식사와 저지방 단백질 섭취로 체지방 비율을 줄여야 해요.

Q8. 최근 체중이 급격히 증가하거나 감소한 경험이 있나요?

급격한 체중 변화 원인 설명하기
급격한 체중 증가는 호르몬 변화, 약물(예: 스테로이드) 사용, 스트레스 등이 원인일 수 있어요.
급격한 체중 감소는 영양 부족이나 질병(예: 갑상선 문제)이 원인일 수 있어요.

급격한 체중 변화 관리 보충제
비타민 B군은 대사 기능을 돕고 체중 변화에 영향을 미칠 수 있어요.
크롬은 혈당 조절에 도움을 줘, 급격한 체중 변화로 인한 피로를 완화할 수 있어요.

관리 가이드
급격한 체중 변화가 지속되면 건강 상태를 점검하기 위해 의사와 상담을 하는 것이 중요해요.
체중 변화를 관리하려면 균형 잡힌 식단과 규칙적인 운동이 필수예요.

Q9. 다이어트를 하고 있지만 식욕을 조절하는 데 어려움이 있나요?

식욕 조절의 어려움 설명하기
식이섬유 부족과 저혈당이 식욕을 자극할 수 있어요.
스트레스나 호르몬(예: 그렐린)의 불균형이 식욕을 증가시킬 수 있어요.

식욕 조절 보충제
식이섬유(예: 글루코만난)는 포만감을 주어 과식을 방지하는 데 효과적이에요.
가르시니아 캄보지아는 식욕을 억제하는 데 유용해요.

관리 가이드
간식 대체로 저칼로리 식품(예: 과일, 요거트)을 선택하고, 수분 섭취를 늘려요.
규칙적인 식사와 운동으로 체중을 천천히 줄여가는 것이 중요해요.

Q10. 체중 관리나 체형에 대한 관심이 높아졌나요?

체중 관리의 중요성 설명하기
체중 관리는 심혈관 건강, 당뇨 예방, 호르몬 균형에 중요한 영향을 미쳐요.
건강한 체중은 정신적 안정과 자신감을 향상시키는 데도 도움을 주어요.

체중 관리 보충제
녹차 추출물과 CLA는 체중 감소와 체지방 감소에 유효해요.
마그네슘은 스트레스 감소와 근육 이완에 도움이 되어요.

관리 가이드
체중 목표를 설정하고 기록을 남기며 꾸준히 운동과 식사 조절을 실천하는 것이 중요해요.
정기적인 건강 체크를 통해 체중 관리와 체형에 대한 지속적인 관심을 유지해요.

9. 뇌 건강의 힘

① 최근 기억력이 저하되거나 집중하기 어려운 상태인가요?
② 일상적인 일을 자주 잊어버리시거나 잘못 기억해서 실수하나요?
③ 장기적인 기억력 유지에 어려움을 느끼나요?
④ 업무나 학업에 집중하는 것이 어려운가요?
⑤ 뇌의 피로감이 지속되어 정신적으로 지친 상태인가요?
⑥ 스트레스나 불안으로 인해 집중력이 떨어지나요?
⑦ 뇌 건강에 도움을 줄 수 있는 보충제가 필요하다고 느끼나요?
⑧ 나이가 들면서 뇌 기능이 저하되고 있다고 느끼나요?
⑨ 최근 우울감이나 무기력함을 자주 느끼나요?
⑩ 정신적으로 피로감을 자주 느끼시거나 뇌 에너지가 부족하다고 느끼나요?

Q1. 최근 기억력이 저하되거나 집중하기 어려운 상태인가요?

기억력과 집중력 저하의 원인 설명하기
기억력 저하와 집중력 어려움은 스트레스, 불규칙한 수면, 불균형한 식사 등 다양한 원인으로 발생할 수 있어요.
노화, 호르몬 변화, 우울증 등도 기억력 저하의 주요 원인으로 작용할 수 있어요.

뇌 건강 보충제
오메가-3 지방산(EPA, DHA)은 뇌 기능을 지원하고, 인지 능력을 향상시킬 수 있어요.
인삼이나 은행나무 추출물은 기억력과 집중력을 증진시키는 데 도움을 줄 수 있어요.

관리 가이드

규칙적인 운동과 충분한 수면이 뇌 건강에 중요해요.

인지 훈련(예: 퍼즐, 독서, 음악 등)을 통해 뇌를 자극하는 것도 좋은 방법이예요.

Q2. 일상적인 일을 자주 잊어버리시거나 잘못 기억해서 실수하나요?

실수나 잊어버림의 원인 설명하기

자주 실수하거나 잊어버리는 것은 피로, 스트레스 또는 주의력 부족으로 올 수 있어요.

또한, 비타민 B군이나 미네랄 부족이 뇌 기능에 영향을 미칠 수 있어요.

뇌 건강 보충제

비타민 B군(특히 B6, B12, 엽산)은 뇌 세포의 건강을 지원하고 기억력에 도움을 줄 수 있어요.

아세틸-L-카르니틴은 뇌의 신경전달물질을 활성화시켜 기억력과 집중력을 개선할 수 있어요.

관리 가이드

일상에서 정리정돈을 잘 하고, 할 일 목록을 만들어 계획적으로 일을 처리해요.

스트레스를 관리하고, 휴식을 취하는 것이 기억력 유지에 도움이 되어요.

Q3. 장기적인 기억력 유지에 어려움을 느끼나요?

장기 기억력 유지의 어려움 설명하기

장기 기억력 저하는 노화, 호르몬 변화(예: 에스트로겐 감소), 두뇌 질환(예: 치매)의 초기 증상일 수 있어요.

또한, 혈액순환이 좋지 않거나, 영양 부족으로 인해 기억력 유지에 어려움이 있을 수 있어요.

뇌 건강 보충제
홍경천(로디올라)은 스트레스 감소와 뇌 기능을 지원하는 데 효과적이예요.
비타민 D는 뇌 건강을 지원하고 인지 기능을 유지하는 데 중요한 역할을 해요.

관리 가이드
두뇌 훈련(예: 학습, 외국어 배우기)을 통해 기억력과 인지 기능을 강화해요.
규칙적인 운동과 균형 잡힌 식사로 뇌의 혈류를 개선하고 건강을 유지해요.

Q4. 업무나 학업에 집중하는 것이 어려운가요?

집중력 부족의 원인 설명하기
집중력 저하는 스트레스, 수면 부족, 불규칙한 생활 습관에서 비롯될 수 있어요.
또한, ADHD, 우울증 등의 정신적 건강 문제도 집중력에 영향을 미칠 수 있어요.

뇌 건강 보충제
카페인(적당히)과 L-테아닌을 함께 섭취하면 집중력과 정신적 명료성을 높이는 데 유효해요.
진생(인삼)은 에너지 수준과 집중력을 증가시키는 데 도움을 줄 수 있어요.

관리 가이드
짧은 휴식을 자주 취하며 장시간 작업을 피하고, 집중력이 필요한 시간대에 중요한 일을 처리해요.
작업 환경을 정리하고, 방해 요소를 최소화하여 집중력을 높여야 해요.

Q5. 뇌의 피로감이 지속되어 정신적으로 지친 상태인가요?

뇌의 피로감 원인 설명하기
뇌의 지속적인 피로감은 스트레스, 불안, 과도한 작업량 등이 원인일 수 있어요.
또한, 불규칙한 수면과 영양 부족도 뇌 피로를 초래할 수 있어요.

뇌 건강 보충제
로디올라(홍경천)은 스트레스와 피로를 줄여주는 데 효과적이고, 정신적 에너지를 증진시킬 수 있어요.

비타민 B군은 에너지 생성과 신경계 건강에 중요한 역할을 해요.

관리 가이드
정신적 휴식을 위한 명상이나 호흡 운동이 피로 회복에 효과적이예요.

충분한 수면과 수분 섭취로 뇌의 피로를 관리해요.

Q6. 스트레스나 불안으로 인해 집중력이 떨어지나요?

스트레스와 불안이 집중력에 미치는 영향 설명하기
스트레스와 불안은 뇌의 신경전달물질에 영향을 미쳐 집중력을 저하시킬 수 있어요.

호르몬 변화(예: 코르티솔 증가)도 집중력 저하를 초래할 수 있어요.

뇌 건강 보충제
마그네슘은 스트레스 완화와 근육 이완, 정신적 안정에 도움이 되어요.

발레리안 루트(Valerian root)는 불안을 줄이고, 수면의 질을 향상시킬 수 있어요.

관리 가이드
스트레스 관리를 위해 명상, 운동, 요가 등을 실천해요.

불안 증상이 지속되면 전문가와 상담하는 것도 중요해요.

Q7. 뇌 건강에 도움을 줄 수 있는 보충제가 필요하다고 느끼나요?

뇌 건강과 노화 관계 설명하기
나이가 들면서 기억력, 집중력, 인지 기능이 점차 저하될 수 있어요.

이는 뇌 신경세포 감소, 신경전달물질 변화, 산화 스트레스 증가 등의 요인과 관련이 있어요.

뇌 건강을 위한 보충제

오메가-3 지방산(EPA, DHA)은 인지 기능과 기억력을 지원하는 데 효과적이에요.

아세틸-L-카르니틴은 뇌 세포의 에너지 생성을 도와주고, 집중력과 기억력을 향상시킬 수 있어요.

인삼은 뇌의 인지 기능을 자극하고, 정신적 피로를 줄이는 데 도움을 줄 수 있어요.

은행잎 추출물(Ginkgo biloba)은 혈액순환을 개선하고, 기억력과 집중력을 증진시킬 수 있어요.

관리 가이드

꾸준한 두뇌 운동(독서, 퍼즐, 학습 등)이 인지 기능 유지에 중요해요.

규칙적인 운동과 충분한 수면이 뇌 건강에 긍정적인 영향을 줄 수 있어요.

특정 성분을 보충제로 섭취할 때는 기존 질환 및 복용 중인 약물과의 상호작용을 고려해야 해요.

Q8. 나이가 들면서 뇌 기능이 저하되고 있다고 느끼나요?

나이와 뇌 기능 저하 설명하기

나이가 들면서 인지 능력과 기억력 저하는 뇌 세포 손상이나 혈액순환 저하로 발생할 수 있어요.

알츠하이머나 치매 등의 위험이 증가할 수 있어요.

뇌 건강 보충제

오메가-3 지방산은 나이가 들수록 뇌 기능을 유지하고, 인지 기능을 지원하는 데 중요해요.

코엔자임 Q10은 뇌 세포의 에너지를 돕고, 항산화 작용을 통해 뇌 건강을 개선할 수 있어요.

포스파티딜세린(Phosphatidylserine, PS): 기억력과 인지 기능 유지에 도움을 줄 수 있어요.

관리 가이드

두뇌 활동: 독서, 학습, 퍼즐, 새로운 기술 습득이 뇌 기능 유지에 도움을 줄 수 있어요.

운동과 식단: 규칙적인 유산소 운동과 항산화 식단(채소, 과일, 견과류)이 중요해요.

수면과 스트레스 관리: 충분한 수면과 스트레스 완화(명상, 요가 등)가 뇌 건강에 긍정적인 영향을 줄 수 있어요.

전문가 상담: 인지 저하가 심하거나 지속된다면, 전문의 상담이 필요할 수 있어요.

Q9. 최근 우울감이나 무기력함을 자주 느끼나요?

우울감과 무기력함의 원인 설명하기

우울증과 무기력함은 호르몬 불균형, 신경전달물질 부족(예: 세로토닌)이 원인일 수 있어요.

과도한 스트레스나 수면 부족도 우울증을 유발할 수 있어요.

뇌 건강 보충제

세로토닌 전구물질(예: 5-HTP)은 우울증 완화에 도움을 줄 수 있어요.

비타민 D는 세로토닌 생성에 도움을 주고, 우울증 완화에 기여할 수 있어요.

관리 가이드

운동과 사회적 활동이 우울감을 완화시키는 데 중요해요.

자기 돌봄과 긍정적인 사고도 무기력감을 줄이는 데 도움이 되어요.

Q10. 정신적으로 피로감을 자주 느끼시거나 뇌 에너지가 부족하다고 느끼나요?

정신적 피로감의 원인 설명하기

지속적인 정신적 스트레스나 과중한 업무가 에너지 고갈을 초래할 수 있어요.

또한, 영양 부족과 수면 부족이 정신적 피로감을 유발할 수 있어요.

뇌 건강 보충제

비타민 B군과 마그네슘은 에너지 생성을 도와 정신적 피로를 완화시킬 수 있어요. 아세틸-L-카르니틴은 에너지와 정신적 선명도를 높이는 데 효과적이에요.

관리 가이드

충분한 수면과 규칙적인 운동이 정신적 피로를 예방하는 데 중요해요. 정기적인 휴식과 스트레스 관리가 정신적 에너지 회복에 도움이 되어요.

10. 스트레스 완화의 힘

① 일상에서 스트레스가 과도하게 쌓인 느낌이 드나요?
② 스트레스로 인해 불면증이나 수면 질 저하가 있나요?
③ 최근 감정 조절이 어려운 상태인가요?
④ 스트레스로 두통이나 목, 어깨에 통증을 유발하는 경우가 많은가요?
⑤ 지나치게 긴장하거나 불안한 감정을 자주 느끼나요?
⑥ 스트레스로 인한 두통이나 소화 문제를 경험하나요?
⑦ 마음을 편안하게 할 수 있는 방법이 필요한가요?
⑧ 긴장이 풀리지 않거나 불안한 느낌이 지속되나요?
⑨ 정신적인 스트레스가 심리적 안정에 영향을 미친다고 느끼나요?
⑩ 스트레스 완화를 위한 자연적인 방법을 찾고 있나요?

Q1. 일상에서 스트레스가 과도하게 쌓인 느낌이 드나요?

스트레스의 원인 설명하기
스트레스는 과중한 업무, 개인적 문제, 신체적 피로 등 다양한 원인으로 발생할 수 있어요.

과도한 스트레스는 면역력 저하, 정신적 피로를 유발하고, 심혈관 건강에도 영향을 미칠 수 있어요.

스트레스 완화 보충제
아슈와간다(Ashwagandha)는 스트레스를 완화하고, 호르몬 균형을 맞추는 데 도움을 줄 수 있어요.

마그네슘은 신경 안정에 중요한 역할을 하며, 근육 이완에도 효과적이에요.

관리 가이드
심호흡, 명상 등을 통해 스트레스를 완화하고, 규칙적인 운동과 충분한 수면을 통해 전반적인 건강을 증진시켜요.

Q2. 스트레스로 인해 불면증이나 수면 질 저하가 있나요?

스트레스와 수면의 관계 설명하기
스트레스는 불면증과 수면 질 저하를 유발할 수 있어, 이는 신경계와 호르몬에 영향을 미쳐 수면을 방해해요.

스트레스가 코르티솔 수치를 높여 신경을 자극하게 되면, 숙면을 취하기 어려워질 수 있어요.

스트레스 완화 보충제
발레리안 루트(Valerian root)는 불면증과 불안을 개선하는 데 도움을 줄 수 있어요.

멜라토닌은 수면 호르몬으로, 수면의 질을 개선하는 데 유용해요.

관리 가이드
수면 환경 개선(예: 침실 온도, 조명 조절)과 수면 루틴 구축이 필요해요.

카페인 섭취 제한과 명상 또는 호흡 운동을 통해 수면의 질을 향상시킬 수 있어요.

Q3. 최근 감정 조절이 어려운 상태인가요?

감정 조절의 어려움 설명하기
감정 조절이 어려운 상태는 스트레스, 호르몬 불균형, 심리적 문제 등 여러 원인에 의해 발생할 수 있어요.

우울증이나 불안 장애도 감정 조절에 영향을 미칠 수 있어요.

스트레스 완화 보충제
아슈와간다는 감정 안정과 스트레스 감소에 매우 효과적이에요.

로디올라(홍경천)는 스트레스를 완화하고 정신적 평온을 유지하는 데 도움을 줄 수 있어요.

관리 가이드
긍정적 사고를 유지하고, 심리 상담이나 자기 돌봄을 실천해보는 것이 좋아요.

규칙적인 운동과 호흡 훈련은 감정 조절을 돕는 데 효과적이에요.

Q4. 스트레스로 두통이나 목, 어깨에 통증을 유발하는 경우가 많은가요?

스트레스와 신체 통증
스트레스는 근육 긴장을 유발해, 특히 목, 어깨, 두통 등의 증상이 나타날 수 있어요.

근육 긴장이 지속되면 두통, 목 통증, 어깨 통증이 발생할 수 있어요.

스트레스 완화 보충제
마그네슘은 근육 이완을 돕고, 두통과 어깨, 목 통증 완화에 효과적이에요.

카모마일과 라벤더 오일은 진정 효과가 있어 긴장된 근육을 완화하고 통증을 감소시킬 수 있어요.

관리 가이드
스트레칭과 근육 이완 운동을 통해 긴장을 풀어주고, 온열 치료나 마사지를 시도해 보세요.
정기적인 운동과 충분한 수분 섭취가 중요해요.

Q5. 지나치게 긴장하거나 불안한 감정을 자주 느끼나요?

긴장과 불안의 원인 설명하기
지나치게 긴장하거나 불안한 감정은 스트레스, 호르몬 불균형, 불안 장애에서 비롯될 수 있어요.
긴장 상태가 지속되면 신체적 및 정신적 건강에 영향을 미칠 수 있어요.

스트레스 완화 보충제
발레리안 루트(Valerian root)는 불안을 줄이고 신경 안정을 돕는 데 유용해요.
카모마일은 불안 완화에 효과적인 허브로, 긴장을 완화시킬 수 있어요.

관리 가이드
이완 기법(예: 명상, 요가, 심호흡)을 통해 긴장을 해소하고, 정기적인 운동을 통해 신체적 긴장을 완화하세요.

Q6. 스트레스로 인한 두통이나 소화 문제를 경험하나요?

스트레스와 두통 및 소화 문제 설명하기
스트레스는 두통, 소화 불량, 복통 등의 신체적 증상을 유발할 수 있어요.
특히, 소화 시스템은 스트레스에 민감하고, 위염, 과민성 대장증후군(IBS) 등을 유발할 수 있어요.

스트레스 완화 보충제
페퍼민트는 소화 불량을 완화하고, 두통과 위장 통증을 감소시킬 수 있어요.
마그네슘은 두통을 예방하고, 근육 이완을 도와 소화 시스템을 안정시킬 수 있어요.

관리 가이드
식사 후 산책과 소화에 좋은 음식을 섭취하는 것이 중요해요.
스트레스 완화를 위해 긴장 이완법을 사용하고, 충분한 수분 섭취가 필요해요.

Q7. 마음을 편안하게 할 수 있는 방법이 필요한가요?

마음을 편안하게 하는 방법 설명하기
스트레스를 관리하는 데 있어 명상, 자기 반성, 긍정적인 자기 대화가 중요해요.
또한, 호흡 운동과 자연 속 걷기도 효과적인 방법이에요.

스트레스 완화 보충제
라벤더 오일은 진정 효과가 뛰어나며, 불안을 감소시킬 수 있어요.
아슈와간다는 스트레스 완화와 함께 신경 안정을 돕는 데 좋아요.

관리 가이드
마음챙김 명상(Mindfulness)을 실천하고, 하루에 잠시 멈추는 시간을 가짐으로써 정신적인 안정감을 찾을 수 있어요.

Q8. 긴장이 풀리지 않거나 불안한 느낌이 지속되나요?

지속적인 긴장과 불안의 원인 설명하기
지속적인 긴장과 불안은 심리적 스트레스, 불확실한 미래, 불안 장애에서 비롯될 수 있어요.
호르몬 불균형과 생활 습관도 불안을 지속시키는 원인이 될 수 있어요.

스트레스 완화 보충제
발레리안 루트와 카모마일은 긴장된 상태를 해소하고, 불안을 줄이는 데 효과적이예요.
로디올라(홍경천)은 스트레스를 완화하고, 정신적 평온을 유지하는 데 도움이 되어요.

관리 가이드
심리적 안정을 위해 자기 돌봄과 휴식을 충분히 취하고, 불안 완화 운동을 실천해보세요.

Q9. 정신적인 스트레스가 심리적 안정에 영향을 미친다고 느끼나요?

스트레스의 부정적인 영향 설명하기
스트레스는 우울증, 불안 등 심리적 건강에 심각한 영향을 미칠 수 있어요.
스트레스가 지속되면 정신적 피로가 누적되어 감정 조절에 어려움을 겪게 되어요.

스트레스 완화 보충제
오메가-3(EPA, DHA)는 스트레스를 완화하고, 정신적 평온을 유지하는 데 도움이 되어요.
아세틸 L 카르니틴은 정신적인 에너지를 높이는 데 효과적이예요.

관리 가이드
심리 상담과 명상, 감사 일기 등으로 심리적 안정을 찾는 것이 중요해요.

Q10. 스트레스 완화를 위한 자연적인 방법을 찾고 있나요?

자연적 방법의 효과성 설명하기
자연적인 방법은 약물의 부작용 없이 스트레스를 완화할 수 있어요.
자연의 소리나 자연 속 산책도 정신적 피로를 해소하는 데 도움을 줄 수 있어요.

스트레스 완화 보충제
라벤더 오일과 카모마일은 자연적인 스트레스 해소와 정신적 평온을 제공해요.
아슈와간다는 자연적인 스트레스 완화와 호르몬 균형에 효과적이에요.

관리 가이드
자연과의 연결(예: 산책, 정원 가꾸기)이 정신적 안정에 도움을 줄 수 있어요.

---

11. 해독의 힘

① 최근 피부 트러블이나 피부 알레르기 증상이 있나요?
② 쉽게 피로하거나 에너지가 부족하다고 느끼나요?
③ 음주 후 숙취가 계속되거나 불편한 느낌이 있나요?
④ 소화가 잘 되지 않거나 위가 불편한 증상이 있나요?
⑤ 배변이 불규칙하거나 변비로 인한 불편함을 경험하나요?
⑥ 소변이나 땀에서 불쾌한 냄새가 나나요?
⑦ 최근 스트레스를 많이 받아서 몸에 독소가 쌓였다고 느끼나요?
⑧ 머리가 자주 무겁거나 어지러움을 느끼나요?
⑨ 체중이 쉽게 늘어나거나 몸이 붓는 느낌이 드나요?
⑩ 간 건강에 대해 걱정이 되며 해독이 필요하다고 생각하나요?

Q1. 최근 피부 트러블이나 피부 알레르기 증상이 있나요?

피부 트러블과 해독관계 설명하기
피부 트러블은 체내 독소가 축적되면서 나타날 수 있어요.
간 기능 저하나 장 건강 문제가 피부 상태에 영향을 미칠 수 있어요.

해독 보충제
밀크씨슬(Milk Thistle)은 간 해독을 돕고, 피부 건강을 개선하는 데 효과가 있어요.
녹차 추출물은 항산화 효과가 있어 피부 트러블을 줄여줄 수 있어요.

관리 팁
수분 섭취를 늘리고, 신선한 과일과 채소 섭취를 통해 체내 해독을 촉진하세요.

Q2. 쉽게 피로하거나 에너지가 부족하다고 느끼나요?

피로와 독소 관계 설명하기
피로는 체내에 축적된 독소로 인해 에너지 대사가 저하되면서 발생할 수 있어요.
간 기능 저하나 독소 축적은 만성 피로의 원인이 될 수 있어요.

해독 보충제
스피루리나는 체내 중금속과 독소 제거에 도움을 줄 수 있어요.
비타민 B 복합체는 에너지 대사를 개선하고 피로 회복에 효과적이에요.

관리 가이드
규칙적인 운동과 충분한 수면을 통해 피로를 줄이고, 균형 잡힌 식단을 유지하세요.

Q3. 음주 후 숙취가 계속되거나 불편한 느낌이 드나요?

숙취와 간 해독 설명하기
음주 후 숙취는 알코올 대사 과정에서 생긴 독소 때문에 발생해요.

간은 알코올 해독에 중요한 역할을 하지만, 과도한 음주는 간에 부담을 줄 수 있어요.

해독 보충제
밀크씨슬은 간을 보호하고, 알코올 대사를 촉진해 숙취 해소에 도움을 줄 수 있어요.

L-글루타티온은 간 해독을 돕고, 알코올 대사 산물을 제거하는 데 효과적이예요.

관리 가이드
음주 전후로 수분 섭취를 늘리고, 음주 후에는 비타민 C를 섭취해 숙취를 줄여보세요.

Q4. 소화가 잘 되지 않거나 위가 불편한 증상이 있나요?

소화 불량과 독소 관계 설명하기
장내 독소 축적은 소화기능을 저하시키고, 위 불편감을 유발할 수 있어요.

장내 미생물 불균형도 소화 불량의 원인이 될 수 있어요.

해독 보충제
프로바이오틱스는 장내 유익균을 증가시켜 소화 기능을 개선하고 독소를 줄여줄 수 있어요.

민트는 소화를 촉진하고 위 불편감을 줄이는 데 효과적이예요.

관리 가이드
식사 후 산책을 통해 소화를 돕고, 소화에 좋은 음식을 섭취해보세요.

Q5. 배변이 불규칙하거나 변비로 인한 불편함을 경험하나요?

배변 문제와 독소 설명하기
변비는 체내 노폐물과 독소의 배출을 방해해요.
변비가 지속되면 독소가 재흡수되어 건강에 부정적인 영향을 줄 수 있어요.

해독 보충제
식이섬유는 장운동을 촉진하고 변비 해소에 도움을 줄 수 있어요.
마그네슘은 장을 이완시켜 배변을 촉진하는 효과가 있어요.

관리 가이드
수분 섭취를 늘리고, 섬유질이 풍부한 음식을 섭취하여 배변을 규칙적으로 유지하세요.

Q6. 소변이나 땀에서 불쾌한 냄새가 나나요?

체취와 독소 원인 설명하기
소변이나 땀에서 나는 불쾌한 냄새는 체내 독소 축적의 신호일 수 있어요.
특히, 간과 신장 기능이 저하되면 노폐물 배출이 원활하지 않아 냄새가 심해질 수 있어요.

해독 보충제
클로로필(Chlorophyll)은 체취를 감소시키고, 독소 제거에 효과가 있어요.
크랜베리는 소변 건강을 개선하고, 신장 해독을 돕는 데 유용해요.

관리 가이드
수분 섭취를 늘려 노폐물 배출을 촉진하고, 규칙적인 운동을 통해 땀을 배출하세요.

Q7. 최근 스트레스를 많이 받아서 몸에 독소가 쌓였다고 느끼나요?

스트레스와 독소 연관성 설명하기
스트레스는 코르티솔 수치를 증가시켜 독소 축적을 유발할 수 있어요.
스트레스 관리는 해독을 돕는 중요한 요소예요.

해독 보충제
아슈와간다는 스트레스를 줄이고, 체내 해독을 촉진하는 데 도움을 줄 수 있어요.
L-글루타티온은 항산화 작용으로 스트레스로 인한 독소를 제거하는 데 효과적이예요.

관리 가이드
명상, 심호흡 운동 등을 통해 스트레스를 관리하고, 충분한 휴식을 취하세요.

Q8. 머리가 자주 무겁거나 어지러움을 느끼나요?

어지러움과 독소 연관성 설명하기
머리가 무겁거나 어지러움은 체내 독소로 인해 발생할 수 있어요.
특히, 혈액순환이 저하되면 이런 증상이 나타날 수 있어요.

해독 보충제
진저(생강)는 혈액순환을 촉진하고, 어지러움을 줄이는 데 효과적이예요.
GABA는 뇌의 신경 안정을 돕고, 어지러움을 완화할 수 있어요.

관리 가이드
수분 섭취를 늘리고, 규칙적인 운동을 통해 혈액순환을 개선하세요.

Q9. 체중이 쉽게 늘어나거나 몸이 붓는 느낌이 드나요?

체중 증가와 독소 연관성 설명하기
체중이 쉽게 늘어나거나 몸이 붓는 것은 체내 독소 축적과 림프 순환 저하의 신호일 수 있어요.

간과 신장 기능이 저하되면 체액 저류가 발생할 수 있어요.

해독 보충제
민들레뿌리(Dandelion root)는 이뇨 작용을 촉진하고, 체내 독소 제거를 도울 수 있어요.

녹차 추출물은 체액 저류를 줄이고, 체중 관리에 도움을 줄 수 있어요.

관리 가이드
저염식을 유지하고, 규칙적인 운동과 수분 섭취를 통해 체중 관리와 부종을 줄이세요.

Q10. 간 건강에 대해 걱정이 되며 해독이 필요하다고 생각하나요?

간 건강과 해독 설명하기
간은 체내 해독 기능의 중심이기 때문에 간 건강이 저하되면 독소 축적이 발생할 수 있어요.

알코올, 약물 등은 간에 부담을 줄 수 있어요.

해독 보충제
밀크씨슬은 간을 보호하고, 간 해독을 촉진하는 데 효과가 있어요.

NAC(N-아세틸시스테인)는 글루타티온 생산을 촉진해 간 해독을 돕는 데 유용해요.

관리 가이드
알코올 섭취를 줄이고, 간 건강에 좋은 음식을 섭취하여 간을 보호하세요.

12. 호르몬 균형의 힘

① 최근 생리 주기가 불규칙하거나 생리통이 심해졌나요?
② 갑자기 체중 증가나 감소가 일어나고 있나요?
③ 불면증이나 수면의 질이 떨어진다고 느끼나요?
④ 무기력하거나 피로감이 지속되나요?
⑤ 갑작스럽게 기분이 변하거나 감정 기복이 심해졌나요?
⑥ 피부가 건조하거나 여드름, 기미 등의 피부 변화가 생겼나요?
⑦ 갈증이나 식욕이 지나치게 증가하거나 감소한 상태인가요?
⑧ 생리 전에 심한 불안감이나 스트레스를 느끼나요?
⑨ 갑상선 건강에 문제가 있거나 의심되는 증상이 있나요?
⑩ 성욕 저하나 불임과 관련된 문제를 겪고 있나요?

Q1. 최근 생리 주기가 불규칙하거나 생리통이 심해졌나요?

생리 주기와 호르몬 불균형 설명하기
에스트로겐과 프로게스테론의 불균형은 생리 주기 불규칙과 생리통을 유발할 수 있어요.
다낭성 난소 증후군(PCOS)도 생리 주기 불규칙의 원인이 될 수 있어요.

보충제 추천
비타민 B6와 마그네슘은 생리통 완화와 호르몬 균형을 유지하는 데 도움을 줄 수 있어요.
아그누스 카스투스(Chaste Tree)는 생리 주기 조절에 효과적이라는 연구가 있어요.

관리 가이드
규칙적인 운동과 스트레스 관리를 통해 호르몬 균형을 유지하세요.

Q2. 갑자기 체중 증가나 감소가 일어나고 있나요?

체중 변화와 호르몬 연관성 설명하기
갑상선 호르몬의 이상은 체중 변화의 주요 원인이 될 수 있어요.
코르티솔 수치가 높으면 체중 증가가 일어날 수 있어요.

보충제 추천
아연과 셀레늄은 갑상선 기능을 지원하는 데 유용해요.
아슈와간다는 스트레스로 인한 체중 변화를 조절하는 데 효과적이예요.

관리 가이드
균형 잡힌 식단과 규칙적인 운동을 통해 체중을 관리하세요.

Q3. 불면증이나 수면의 질이 떨어진다고 느끼나요?

수면과 호르몬 관계 설명하기
멜라토닌과 세로토닌은 수면의 질과 기분조절에 직접적인 영향을 미쳐요. 세로토닌은 멜라토닌의 전구 물질로서 세로토닌이 밤에 멜라토닌으로 변환되어 수면과 관련된 주요 작용을 촉진하므로 세로토닌이 부족하면 멜라토닌 생성에 문제가 생겨 수면 장애나 불면증이 발생할 수 있어요.
에스트로겐은 뇌에서 수면과 각성을 조절하는 신경전달물질들의 기능에 영향을 미쳐요. 에스트로겐 수치가 높을 때는 세로토닌과 GABA와 같은 신경전달물질이 활성화되어 수면을 유도하고, 수면의 질을 향상시키지만 에스트로겐이 부족해지면 이들의 기능이 저하되어 수면의 질이 떨어지거나 불면증이 발생할 수 있어요.

보충제 추천
멜라토닌은 수면 주기를 조절하고, 마그네슘은 수면의 질을 향상시키는 데 도움을 줄 수 있어요.

L-테아닌은 스트레스를 줄이고 수면의 질을 개선할 수 있어요.

관리 가이드
수면 환경을 개선하고, 수면 패턴을 일정하게 유지하세요.

Q4. 무기력하거나 피로감이 지속되나요?

피로와 호르몬 연관성 설명하기
갑상선 기능 저하는 만성 피로의 원인이 될 수 있어요.

부신 피로로 인해 코르티솔 수치가 낮아지면 무기력함이 느껴질 수 있어요.

보충제 추천
비타민 B 복합체는 에너지 대사에 도움을 주고, 철분은 피로 회복에 효과적이예요.

아슈와간다는 부신 기능을 지원해 피로를 완화할 수 있어요.

관리 가이드
충분한 휴식을 취하고, 영양 섭취를 통해 에너지를 보충하세요.

Q5. 갑작스럽게 기분이 변하거나 감정 기복이 심해졌나요?

감정 변화와 호르몬 관계 설명하기
세로토닌과 도파민 수치의 변동은 감정 기복을 유발할 수 있어요.

특히, 생리 전 증후군(PMS)이나 갱년기는 감정 변화를 더 심화시킬 수 있어요.

보충제 추천
오메가-3 지방산은 뇌 기능을 지원하고, 세로토닌 수치를 안정시키는 데 도움을 줄 수 있어요.

비타민 D는 기분 안정에 효과적이에요.

관리 가이드
심리 상담이나 명상을 통해 감정 관리 기술을 훈련해보세요.

Q6. 피부가 건조하거나 여드름, 기미 등의 피부 변화가 생겼나요?

피부 변화와 호르몬 연광성 설명하기
에스트로겐과 프로게스테론의 불균형은 피부 건조나 여드름을 유발할 수 있어요.

코르티솔 수치가 높으면 피부 상태가 악화될 수 있어요.

보충제 추천
콜라겐과 비타민 C는 피부 탄력과 보습을 개선할 수 있어요.

아연은 여드름을 줄이고 피부 건강을 시원알 수 있어요.

관리 가이드
수분 섭취를 늘리고, 피부 보습을 강화하세요.

Q7. 갈증이나 식욕이 지나치게 증가하거나 감소한 상태인가요?

식욕 변화와 호르몬 관계 설명하기
렙틴과 그렐린 호르몬은 식욕 조절에 영향을 미쳐요.

혈당 조절이 잘 안 되면 식욕이 변동될 수 있어요.

보충제 추천
크롬은 혈당 조절에 도움을 줄 수 있어요.

오메가-3 지방산은 식욕을 조절하고 신진대사를 지원할 수 있어요.

관리 가이드
규칙적인 식사와 균형 잡힌 식단을 유지하세요.

Q8. 생리 전에 심한 불안감이나 스트레스를 느끼나요?

PMS와 호르몬 연관성 설명하기
생리 전 프로게스테론 수치의 변화는 불안과 스트레스를 유발할 수 있어요.

세로토닌 수치의 저하는 생리 전 감정 변화를 심화시킬 수 있어요.

보충제 추천
마그네슘은 근육 이완과 스트레스 감소에 도움을 줄 수 있어요.

비타민 B6는 PMS 증상을 완화하는 데 효과적이예요.

관리 가이드
이완 기술과 심호흡을 통해 스트레스를 관리하세요.

Q9. 갑상선 건강에 문제가 있거나 의심되는 증상이 있나요?

갑상선 호르몬 기능 설명하기
갑상선 호르몬의 이상은 체내 대사 등 여러 기능에 영향을 미쳐요.

갑상선 기능 저하는 피로와 체중 증가를 유발할 수 있어요.

보충제 추천

아연과 셀레늄은 갑상선 기능을 지원할 수 있어요.

L-티로신은 갑상선 호르몬 생성을 돕는 데 효과적이예요.

관리 가이드

정기적인 갑상선 기능 검사를 통해 건강 상태를 점검하세요.

Q10. 성욕 저하나 불임과 관련된 문제를 겪고 있나요?

성욕 호르몬 설명하기

테스토스테론과 에스트로겐 수치의 불균형은 성욕 저하와 관련될 수 있어요.

프로락틴 수치가 높아도 성욕이 감소할 수 있어요.

보충제 추천

마카 뿌리는 성욕 증가와 호르몬 균형에 도움을 줄 수 있어요.

비타민 D는 테스토스테론 수치를 유지하는 데 도움을 줄 수 있어요.

관리 가이드

균형 잡힌 식사와 스트레스 관리를 통해 성 건강을 개선하세요.

13. 심리적 안정의 힘

① 최근 스트레스가 과중하게 쌓여서 일상 생활이 힘든가요?
② 자주 불안하거나 걱정이 많아지나요?
③ 심리적인 긴장이 풀리지 않거나 신경이 날카로워지나요?
④ 우울감을 자주 느끼거나 기분이 가라앉는 일이 많은가요?
⑤ 밤에 잠이 들기 어렵거나 깊은 잠을 자지 못해 수면에 문제가 있나요?
⑥ 감정 기복이 심해져 일상적인 활동이 어려운 적이 있나요?
⑦ 마음을 진정시킬 수 있는 방법을 찾고 있나요?
⑧ 과도한 스트레스가 신체에 나타나고 (예: 두통, 소화불량 등) 있나요?
⑨ 자주 피곤하거나 쉽게 지치는 상태인가요?
⑩ 사람들과의 관계에서 불편함이나 갈등을 느끼고 있나요?

Q1. 최근 스트레스가 과중하게 쌓여서 일상 생활이 힘든가요?

스트레스와 신체 반응 설명하기
지속적인 스트레스는 코르티솔 수치를 증가시켜 신체적, 정신적 피로를 초래할 수 있어요.
장기적인 스트레스는 심리적 안정을 저해할 수 있어요.

보충제 추천
아슈와간다는 스트레스 호르몬인 코르티솔 수치를 조절하고, 스트레스 완화에 도움을 줄 수 있어요.
마그네슘은 신경 안정과 근육 이완을 돕는 데 유용해요.

관리 가이드
명상이나 심호흡 같은 이완 훈련을 일상에 도입하세요.

Q2. 자주 불안하거나 걱정이 많아지나요?

불안 호르몬 설명하기
세로토닌과 같은 신경전달물질의 불균형은 불안감을 증가시킬 수 있어요.
GABA 수치가 낮아지면 불안이 더 심해질 수 있어요.

보충제 추천
L-테아닌은 뇌파를 조절하여 이완과 심리적 안정을 유도할 수 있어요.
비타민 B 복합체는 스트레스 감소와 신경 건강 유지에 효과적이에요.

관리 가이드
규칙적인 운동과 균형 잡힌 식단으로 신경전달물질의 균형을 유지하세요.

Q3. 심리적인 긴장이 풀리지 않거나 신경이 날카로워지나요?

긴장과 자율신경 불균형 설명하기
지속적인 긴장은 교감 신경을 과도하게 자극하여 신경이 날카로워지는 원인이 되어요.
부신 피로도 긴장을 증가시킬 수 있어요.

보충제 추천
아쉬아간다, L-테아닌은 신경 이완과 긴장 완화에 도움을 줄 수 있어요.
마그네슘은 신경 이완을 돕는 데 효과가 있어요.

관리 가이드
이완 요법을 통해 신경 긴장을 완화하고 충분한 휴식을 취하세요.

Q4. 우울감을 자주 느끼거나 기분이 가라앉는 일이 많은가요?

우울감과 신경전달물질 설명하기
세로토닌과 도파민 수치의 감소는 우울감을 유발할 수 있어요.
비타민 D 결핍도 기분 저하에 영향을 줄 수 있어요.

보충제 추천
세인트존스워트(St. John's Wort)는 가벼운 우울감 완화에 효과적이에요.
오메가-3 지방산은 뇌 기능을 지원하고 기분을 안정시킬 수 있어요.

관리 가이드
햇빛 노출을 늘리고 사회적 활동을 통해 기분을 개선하세요.

Q5. 밤에 잠이 들기 어렵거나 깊은 잠을 자지 못해 수면에 문제가 있나요?

수면 호르몬 설명하기
수면 문제는 멜라토닌 분비 부족이나 스트레스로 인해 발생할 수 있어요.
세로토닌 수치의 저하도 수면의 질에 영향을 줄 수 있어요.

보충제 추천
멜라토닌은 수면 주기를 조절하고, 마그네슘은 수면의 질을 향상시키는 데 도움을 줄 수 있어요.
발레리안 루트는 자연적인 수면제 역할을 할 수 있어요.

관리 가이드
취침 전 루틴을 일정하게 유지하고, 디지털기기 사용을 줄이세요.

Q6. 감정 기복이 심해져 일상적인 활동이 어려운 적이 있나요?

감정 기복 호르몬 설명하기
감정 기복은 세로토닌과 도파민 수치의 변동과 관련될 수 있어요.
갱년기나 생리주기 등, 호르몬 변화가 심한 시기에는 감정 기복이 더 심해질 수 있어요.

보충제 추천
비타민 D는 감정 안정에 효과적이며, 마그네슘은 감정 조절을 돕는 데 유용해요.
아슈와간다는 스트레스와 감정 기복 완화에 도움을 줄 수 있어요.

관리 가이드
감정 일기를 작성하면서 자신의 감정에 이름을 붙여보고 감정 기복이 심한 상태가 지속되면 심리 상담을 고려하세요.

Q7. 마음을 진정시킬 수 있는 방법을 찾고 있나요?

마음 진정과 신경 이완 설명하기
세로토닌과 GABA는 마음을 진정시키는 데 중요한 역할을 해요.
심리적 안정은 규칙적인 생활 습관과 이완 훈련으로 향상될 수 있어요.

보충제 추천
L-테아닌과 유단백가수분해물은 이완과 스트레스 감소에 효과적이예요.
마그네슘은 신경 이완과 근육 긴장 완화에 도움을 줄 수 있어요.

관리 가이드
심호흡과 명상을 고정시간으로 정해서 일상습관이 되게 해 보세요.

Q8. 과도한 스트레스가 신체에 나타나고 (예: 두통, 소화불량 등) 있나요?

스트레스와 신체 증상 설명하기
코르티솔 수치가 높아지면 두통, 소화불량 등 다양한 신체 증상이 나타날 수 있어요.

장-뇌 축 이론으로 스트레스가 소화기 건강에 미치는 영향을 설명해요.

보충제 추천
프로바이오틱스는 소화기 건강을 지원하고 스트레스로 인한 소화 문제를 완화할 수 있어요.

마그네슘은 신경과 근육 이완에 도움을 줄 수 있어요.

관리 가이드
균형 잡힌 식사와 스트레스 관리를 통해 신체 증상을 완화하세요.

Q9. 자주 피곤하거나 쉽게 지치는 상태인가요?

피로와 심리적 요인 설명하기
심리적 스트레스는 코르티솔 수치 변동으로 피로를 유발할 수 있어요.

부신 피로도 만성 피로의 원인이 될 수 있어요.

보충제 추천
비타민 B 복합체는 에너지 대사에 도움을 주고, 아슈와간다는 피로 회복을 지원할 수 있어요.

철분은 피로 개선에 효과적이예요.

관리 가이드
규칙적인 운동과 충분한 수면을 통해 에너지를 보충하세요.

Q10. 사람들과의 관계에서 불편함이나 갈등을 느끼고 있나요?

인간관계와 심리적 안정 설명하기
대인관계 스트레스는 심리적 불안정과 사회불안의 주요 원인이 될 수 있어요.
감정 조절과 사회적 기술 향상이 관계 개선에 도움을 줄 수 있어요.

보충제 추천
오메가-3 지방산은 뇌 기능과 감정 조절에 도움을 줄 수 있어요.
비타민 D는 기분 안정에 효과적이에요.

관리 가이드
심리 상담이나 그룹 활동을 통해 사회적 관계를 개선해보세요.

14. 항산화의 힘

① 최근 노화가 빨리 진행된다고 느끼나요?
② 자외선이나 환경 오염으로 인한 피부 손상을 경험하고 있나요?
③ 체내에 염증이나 통증이 자주 발생하는 상태인가요?
④ 면역력이 약해져 감기나 질병에 자주 걸리나요?
⑤ 피부에 잡티, 기미, 주름 등이 눈에 띄게 늘어나고 있나요?
⑥ 스트레스가 많아 몸이 쉽게 피로해지고 회복이 느리나요?
⑦ 체내 염증이 많아져서 항산화제 등의 도움이 필요하다고 느끼나요?
⑧ 환경 변화나 식습관으로 인해 몸이 불균형한 상태라고 느끼나요?
⑨ 운동 후 체내 피로가 쉽게 풀리지 않고 지속되나요?
⑩ 심리적, 신체적 스트레스 수준이 높아 신체에 영향을 미친다고 느끼나요?

Q1. 최근 노화가 빨리 진행된다고 느끼나요?

노화와 산화 스트레스 연관성 설명하기
산화 스트레스는 세포 손상을 가속화하고, 조기 노화의 주요 원인 중 하나예요.
활성 산소(ROS)는 체내 노화 과정을 촉진시킬 수 있어요.

보충제 추천
비타민 C와 비타민 E는 강력한 항산화제로, 세포 손상을 줄이는 데 도움을 줄 수 있어요.
레스베라트롤은 노화 방지와 항산화 효과를 제공해요.

관리 가이드
균형 잡힌 식단과 규칙적인 운동을 통해 노화 속도를 늦출 수 있어요.

Q2. 자외선이나 환경 오염으로 인한 피부 손상을 경험하고 있나요?

피부 손상과 항산화 설명하기
자외선(UV)과 환경 오염은 피부에 자유 라디칼을 생성해 손상을 유발할 수 있어요.
항산화제는 이러한 자유 라디칼을 중화시켜 피부를 보호해요.

보충제 추천
아스타잔틴은 피부 손상을 방지하고 자외선으로부터 보호하는 데 효과적이예요.
코엔자임 Q10은 피부 세포를 재생하고 손상을 줄이는 데 도움을 줄 수 있어요.

관리 가이드
자외선 차단제 사용과 항산화가 풍부한 식품 섭취를 늘리세요.

Q3. 체내에 염증이나 통증이 자주 발생하는 상태인가요?

염증과 항산화 연관성 설명하기
만성 염증은 산화 스트레스와 관련이 있으며, 항산화제는 염증을 줄이는 데 도움을 줄 수 있어요.
염증은 장기적으로 만성 질환으로 이어질 수 있어요.

보충제 추천
커큐민은 염증을 줄이고 항산화 효과를 제공해요.
알파 리포산(ALA)은 염증을 줄이고 세포 손상을 방지하는 데 효과적이예요.

관리 가이드
항염 식단을 도입하고 스트레스 관리에 주력하세요.

Q4. 면역력이 약해져 감기나 질병에 자주 걸리나요?

면역력에 대한 항산화 효과 설명하기
면역 체계는 산화 스트레스로 약화될 수 있어요.

항산화제는 면역 세포를 보호하고 면역 기능을 강화하는 데 도움을 줄 수 있어요.

보충제 추천
셀레늄은 면역력을 강화하고, 비타민 C는 감염을 예방하는 데 도움을 줄 수 있어요.

에키네시아는 면역 기능을 지원하고 감기 예방에 유용해요.

관리 가이드
균형 잡힌 영양 섭취와 충분한 수면을 통해 면역 체계를 강화하세요.

Q5. 피부에 잡티, 기미, 주름 등이 눈에 띄게 늘어나고 있나요?

피부에 대한 항산화 효과 설명하기
자외선과 산화 스트레스는 피부의 색소 침착과 주름을 증가시킬 수 있어요.

항산화제는 피부 세포를 보호하고 재생을 촉진해요.

보충제 추천
글루타치온은 피부 밝기와 항산화 효과를 제공해요.

비타민 C와 E는 피부 건강을 유지하고 손상을 줄이는 데 효과적이예요.

관리 가이드
자외선 차단과 피부 보습을 철저히 관리하세요.

Q6. 스트레스가 많아 몸이 쉽게 피로해지고 회복이 느리나요?

스트레스와 산화 스트레스 설명하기
만성 스트레스는 산화 스트레스를 증가시켜 피로감을 유발할 수 있어요.
항산화제는 스트레스로 인한 신체 손상을 줄이는 데 도움을 줄 수 있어요.

보충제 추천
아슈와간다는 스트레스 완화와 항산화 효과를 제공해요.
비타민 B 복합체는 에너지 대사를 지원하고 피로 회복에 유용해요.

관리 가이드
스트레스 관리 기술을 연습하고 휴식 시간을 충분히 가지세요.

Q7. 체내 염증을 많아져서 항산화제 등의 도움이 필요하다고 느끼나요?

염증과 항산화 관계 설명하기
체내 염증은 산화 스트레스와 관련이 있으며, 항산화제는 이를 줄이는 데 도움을 줄 수 있어요.
만성 염증은 여러 질병의 원인이 될 수 있어요.

보충제 추천
오메가-3 지방산은 염증을 줄이고 항산화 효과를 제공해요.
커큐민은 강력한 항염 및 항산화 성분이예요.

관리 가이드
항염증 식단으로 서서히 바꾸면서 운동을 통해 염증을 줄이세요.

Q8. 환경 변화나 식습관으로 인해 몸이 불균형한 상태라고 느끼나요?

환경 변화와 항산화 설명하기
환경 독소와 잘못된 식습관은 산화 스트레스를 증가시킬 수 있어요.
항산화제는 환경 독소로 인한 신체 손상을 줄이는 데 도움을 줄 수 있어요.

보충제 추천
녹차 추출물은 항산화 성분이 풍부하며, 클로렐라는 해독과 항산화 효과를 제공해요.
N-아세틸시스테인(NAC)은 체내 글루타치온 수치를 증가시켜 항산화 효과를 줄 수 있어요.

관리 가이드
청결한 생활 습관과 균형 잡힌 식단을 유지하세요.

Q9. 운동 후 체내 피로가 쉽게 풀리지 않고 지속되나요?

운동 후 산화 스트레스 발생 설명하기
격렬한 운동은 활성 산소를 증가시켜 체내 피로를 유발할 수 있어요.
항산화제는 운동 후 피로 회복에 도움을 줄 수 있어요.

보충제 추천
타트 체리 추출물은 운동 후 근육 회복을 지원하고 피로를 줄이는 데 효과적이예요.
비타민 C와 E는 근육 손상을 줄이고 회복을 촉진할 수 있어요.

관리 가이드
운동 후 충분한 휴식을 취하고, 항산화가 풍부한 식품을 섭취하세요.

Q10. 심리적, 신체적 스트레스 수준이 높아 신체에 영향을 미친다고 느끼나요?

산화 스트레스 설명하기

산화 스트레스는 우리 몸에서 나쁜 활성산소가 많아져서 세포를 손상시키는 상태로, 철이 녹슬듯이 우리 몸도 산화되어 손상이 되는 과정이에요. 심리적, 신체적 스트레스는 산화 스트레스를 증가시켜 체내 균형을 해칠 수 있어요.

항산화제는 스트레스로 인한 신체 손상을 줄이는 데 효과적이에요.

보충제 추천

아슈와간다와 레즈베라트롤은 스트레스 완화와 항산화 효과를 제공해요.

비타민 C는 스트레스로 인한 신체 손상을 줄이는 데 도움을 줄 수 있어요.

관리 가이드

규칙적인 운동과 이완 기법을 통해 스트레스를 관리하세요.

15. 체내 pH 균형의 힘

① 소화 불량이나 위장 문제가 자주 발생하나요?
② 체내 pH 균형을 맞추기 위한 노력이 필요하다고 느끼나요?
③ 자주 피곤하거나 체력이 저하된 상태인가요?
④ 최근 피부가 자주 붉어지거나 민감해졌나요?
⑤ 알레르기 반응이 자주 나타나거나 호흡기 문제(예: 천식)가 자주 발생하나요?
⑥ 자주 체내 불균형으로 인한 소화 문제나 배변시 불편을 경험하나요?
⑦ 체내 수분 밸런스가 맞지 않아 부종이나 과도한 갈증을 느끼나요?
⑧ 스트레스가 심해서 체내 pH 균형이 깨졌다고 느끼나요?
⑨ 운동 후 신체 회복이 느리거나 근육경련이 자주 발생하나요?
⑩ 체중 증가, 탈모, 피부 문제 등 다양한 증상이 복합적으로 나타나고 있나요?

Q1. 소화 불량이나 위장 문제가 자주 발생하나요?

소화 불량과 pH 균형 설명하기
위산 부족이나 과다로 인해 위장 문제가 발생할 수 있어요.
pH 균형은 소화 효소의 활동에 중요한 영향을 미쳐요.

보충제 추천
소화 효소 보충제는 소화 과정을 도와 위장 문제를 줄일 수 있어요.
프로바이오틱스는 장내 미생물 균형을 맞춰 소화를 개선할 수 있어요.

관리 가이드
적절한 식사 시간과 식사 후 충분한 휴식을 권장해요.

Q2. 체내 pH 균형을 맞추기 위한 노력이 필요하다고 느끼나요?

pH 균형과 건강 관계 설명하기
체내 산성화는 피로감과 면역력 저하를 초래할 수 있어요.
알칼리성 식품은 체내 pH 균형을 유지하는 데 도움을 줄 수 있어요.

보충제 추천
알칼리성 미네랄 보충제(예: 칼슘, 마그네슘)는 pH 균형 유지에 유용해요.
탄산수소나트륨(베이킹 소다)는 일시적으로 위산을 중화시킬 수 있는데 필요시 단기적으로만 사용해요.

관리 가이드
알칼리성 식단을 권장하고, 정기적인 수분 섭취를 강조해요.

Q3. 자주 피곤하거나 체력이 저하된 상태인가요?

피로와 pH 균형 관계 설명하기
체내 산성화는 에너지 대사에 영향을 미쳐 피로를 유발할 수 있어요.
pH 균형은 신진대사와 관련이 있어요.

보충제 추천
비타민 B 복합체는 에너지 대사를 지원하고 피로 회복에 도움을 줄 수 있어요.
마그네슘은 피로 회복과 근육 이완을 돕는 데 효과적이에요.

관리 가이드
규칙적인 운동과 균형 잡힌 식사를 통해 에너지를 유지하세요.

Q4. 최근 피부가 자주 붉어지거나 민감해졌나요?

피부 민감성과 pH 균형 관계 설명하기
피부의 산성 보호막이 손상되면 민감해질 수 있어요.
pH 균형은 피부 건강에 중요한 역할을 해요.

보충제 추천
비타민 E와 비타민 C는 피부 손상을 줄이고 재생을 도울 수 있어요.
콜라겐 보충제는 피부 탄력을 유지하는 데 유용해요.

관리 가이드
pH 균형을 맞춘 클렌저 사용과 보습을 추천해요.

Q5. 알레르기 반응이 자주 나타나거나 호흡기 문제(예: 천식)가 자주 발생하나요?

알레르기와 pH 균형 관계 설명하기
체내 산성화는 염증 반응을 증가시켜 알레르기 반응을 악화시킬 수 있어요.
pH 균형은 면역 반응에 영향을 미쳐요.

보충제 추천
비타민 D는 면역 기능을 강화하고 염증을 줄이는 데 도움을 줄 수 있어요.
쿼르세틴은 천연 항히스타민제로 작용할 수 있어요.

관리 가이드
알레르기 유발 물질을 피하고, 공기 청정기 사용을 추천해요.

Q6. 자주 체내 불균형으로 인한 소화 문제나 배변시 불편을 경험하나요?

소화 문제와 pH 균형 중요성 설명하기
장내 산성화는 장내 미생물 균형을 깨뜨릴 수 있어요.
pH 균형은 장 건강에 중요한 영향을 미쳐요.

보충제 추천
프로바이오틱스는 장내 균형을 맞추고 소화 문제를 개선하는 데 도움을 줄 수 있어요.
식이 섬유는 장 건강을 촉진하고 배변을 규칙적으로 만드는 데 유용해요.

관리 가이드
수분 섭취를 늘리고, 고섬유질 식단을 권장해요.

Q7. 체내 수분 밸런스가 맞지 않아 부종이나 과도한 갈증을 느끼나요?

수분 밸런스와 pH 균형 관계 설명하기
체내 수분 부족은 산성화를 유발할 수 있어요.
pH 균형은 체액의 조절에 중요한 역할을 해요.

보충제 추천
전자질 보충제(예: 칼륨, 나트륨)는 수분 밸런스를 유지하는 데 도움을 줄 수 있어요.
히알루론산은 체내 수분을 보유하는 데 효과적이예요.

관리 가이드
정기적인 수분 섭취를 강조하고, 저염식을 권장해요.

Q8. 스트레스가 심해서 체내 pH 균형이 깨졌다고 느끼나요?

스트레스와 pH 균형의 중요성 설명하기
만성 스트레스는 산성화를 증가시키고 체내 pH 균형을 깨뜨릴 수 있어요.
항산화제는 스트레스로 인한 손상을 줄이는 데 도움을 줄 수 있어요.

보충제 추천
아슈와간다는 스트레스 완화와 pH 균형 유지에 유용해요.
마그네슘은 신경 이완과 pH 조절에 도움을 줄 수 있어요.

관리 가이드
자신만의 스트레스 관리법을 개발하고 휴식 시간을 충분히 가지세요.

Q9. 운동 후 신체 회복이 느리거나 근육경련이 자주 발생하나요?

운동 후 회복과 pH 균형 설명하기
격렬한 운동은 젖산을 증가시켜 산성화를 유발할 수 있어요.
pH 균형은 근육 회복에 중요한 역할을 해요.

보충제 추천
타우린, L-카르니틴, 코엔자임Q10은 근육 피로를 줄이고 회복을 돕는 데 효과적이에요.
칼슘과 마그네슘은 근육 이완과 경련 예방에 유용해요.

관리 가이드
운동 후 스트레칭과 충분한 수분 섭취를 권장해요.

Q10. 체중 증가, 탈모, 피부 문제 등 다양한 증상이 복합적으로 나타나고 있나요?

체중 증가와 pH 균형의 연관성 설명하기
체내 산성화는 대사 속도를 저하시켜 체중 증가를 유발할 수 있어요.
pH 균형은 호르몬 균형과 전반적인 건강에 영향을 미쳐요.

보충제 추천
비타민 B 복합체는 대사를 지원하고 체중 관리에 도움을 줄 수 있어요.
콜라겐과 비오틴은 피부와 모발 건강에 유용해요.

관리 가이드
균형 잡힌 식단과 규칙적인 운동을 통해 전반적인 건강을 관리하세요.

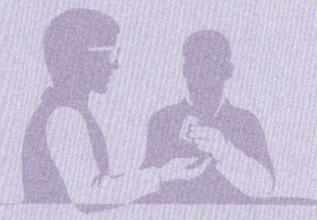

건강기능식품 상담의 기술
: 판매 전문가를 위한 마스터 북

제5부

판매자를 위한
상호작용 상담 가이드

제 5 부
판매자를 위한 상호작용 상담 가이드

1. 건강기능식품+건강기능식품 상호작용

추천이 필요한 조합 & 시너지 작용 기전		
조합	작용 기전	효과
비타민 D + 칼슘	비타민 D가 칼슘 흡수를 촉진	뼈 건강, 골다공증 예방
비타민 C + 철분	철 이온 환원 → 철분 흡수 증가	빈혈 예방, 피로 개선
오메가-3 + 코엔자임 Q10	혈류 개선 및 항산화 상승	심혈관 건강
유산균 + 프리바이오틱스	유산균 증식 촉진	장 건강, 면역력 강화
마그네슘 + 비타민 B_6	신경전달물질 합성 촉진	신경 안정, 근육 이완
콜라겐 + 비타민 C	콜라겐 합성 촉진	피부 탄력, 항산화 효과
루테인 + 아스타잔틴	항산화 상승	눈 건강, 황반변성 예방
프로폴리스 + 아연	면역세포 활성화	면역력 강화, 감기 예방
비타민 E + 셀레늄	항산화 상승	노화 방지, 세포 보호

조합	작용 기전	효과
코엔자임 Q10 + L-카르니틴	미토콘드리아 에너지 생성 촉진	피로 회복, 항산화 효과
비타민 K$_2$ + 칼슘	칼슘 대사 조절	골밀도 증가, 혈관 건강
감마리놀렌산(GLA) + 비타민 E	항염 작용 상승	여성호르몬 균형, 생리통 완화
NAC(엔-아세틸시스테인) + 밀크시슬	간 해독 기능 증가	간 건강 보호
MSM(메틸설포닐메탄) + 글루코사민	연골 보호 및 항염 효과 상승	관절 건강
히알루론산 + 비타민 C	피부 보습 및 재생 촉진	피부 탄력, 수분 유지
비타민 B군 + 마그네슘	신경전달물질 합성 촉진	신경 안정, 피로 회복
아르기닌 + 오르니틴	NO(산화질소) 증가 → 혈류 개선	혈압 조절, 운동 퍼포먼스 증가
NAC(엔-아세틸시스테인) + 비타민 C	항산화 상승	면역력 강화, 감기 예방
타우린 + 카페인	신경전달 조절, 피로 회복	운동 능력 향상, 집중력 강화
크레아틴 + 베타알라닌	근육 내 에너지 생성 촉진	운동 능력, 지구력 증가
GABA + 테아닌	신경 안정 작용 상승	스트레스 완화, 숙면 유도
폴리코사놀 + 오메가-3	혈중 지질 개선	콜레스테롤 조절, 심혈관 건강
케르세틴 + 브로멜라인	항염, 항산화 상승	면역력 강화, 항바이러스 작용
코디세핀(동충하초) + 아다포젠 허브(홍경천, 인삼 등)	스트레스 대응력 증가	피로 회복, 면역력 강화
은행잎 추출물 + 포스파티딜세린	신경세포막 기능 향상	기억력, 인지기능 개선

주의가 필요한 조합 & 길항 작용 기전

조합	길항 작용 기전	효과
칼슘 + 철분	칼슘이 철분 흡수 방해	2~3시간 간격 두고 섭취
고용량 아연 + 구리	아연이 구리 흡수 저해	장기복용 시 구리 보충 필요
마그네슘 + 아연	경쟁적 흡수로 아연 흡수 저하	고용량 섭취 시 시간 간격 두기
오메가-3 + 항응고제(와파린 등)	출혈 위험 증가	항응고제 복용자는 주의
비타민 K + 와파린(항응고제)	항응고 효과 감소	비타민 K 과다 섭취 주의
녹차추출물(카테킨) + 철분	철분 흡수 저해	철분 보충 시 녹차 섭취 제한
고용량 비타민 C + 구리	구리 산화 → 체내 이용도 저하	장기 복용 시 구리 보충
고용량 오메가-3 + 비타민 E	혈액응고 억제 작용 증가	출혈 경향 있으면 주의
칼슘 + 마그네슘(2:1 비율 이상)	칼슘이 마그네슘 흡수를 방해	적절한 비율(2:1 유지) 필요
철분 + 녹차, 커피(카페인)	철 흡수 저해	철분은 공복 섭취 권장
나이아신(비타민 B$_3$) + 알코올	간 독성 위험 증가	알코올 섭취 시 주의
소듐(나트륨) + 칼륨	나트륨이 칼륨 배출 촉진	혈압 조절 문제 발생 가능
고용량 비타민 A + 비타민 D	비타민 A 과다 시 비타민 D 길항 작용	비타민 A 고용량 섭취 주의

조합	상호작용	주의사항
크롬 + 아연	경쟁적 흡수로 크롬 흡수 저해	크롬 보충 시 아연 과다 섭취 주의
이소플라본(콩 추출물) + 갑상선 호르몬제	갑상선 호르몬 흡수 저하	갑상선 약 복용 시 2시간 간격 두기
고용량 비타민 D + 마그네슘 결핍	비타민 D가 마그네슘 소모 증가	마그네슘 부족 시 신경과민, 근육경련 유발
칼슘 + 비타민 B_{12}	칼슘이 B_{12} 흡수 저해	B_{12} 결핍 우려 (고령층 주의)
크레아틴 + 카페인	카페인이 크레아틴 효과 감소	운동 전후 카페인 섭취 주의
비타민 B_6 + 마그네슘 과다	마그네슘 과다 시 B_6 대사 저해	신경 손상 위험 (장기 고용량 섭취 주의)
셀레늄 + 비타민 C 고용량	비타민 C가 셀레늄 흡수 저해	셀레늄 결핍 위험
칼슘 + 인산염(탄산음료 등)	인산염이 칼슘 배출 증가	골다공증 위험 증가
감초(글리시리진) + 고혈압약(이뇨제)	칼륨 배출 증가 → 저칼륨혈증 유발	고혈압 환자 감초 과다 섭취 주의
루테인 + 베타카로틴 고용량	베타카로틴이 루테인 흡수 저해	시력 보호 효과 감소
프로틴(단백질 보충제) + 철분	단백질이 철분 흡수 저해	철 결핍성 빈혈 주의
오메가-3 + 마그네슘 고용량	혈압 저하 작용 중복	저혈압 주의, 과다 섭취 피하기

2. 건강기능식품+식품 상호작용

✓ 추천이 필요한 조합 & 시너지 작용 기전

조합	작용 기전	효과
칼슘 + 우유, 연어	비타민 D가 칼슘 흡수 촉진	뼈 건강 강화, 골다공증 예방
철분 + 귤, 키위, 피망	비타민 C가 철 흡수 증가	빈혈 예방, 에너지 생성
마그네슘 + 바나나	바나나의 비타민 B_6가 마그네슘 대사 촉진	근육 이완, 스트레스 완화
코엔자임 Q10 + 올리브오일	지용성 흡수율 증가	항산화 효과 증가, 심혈관 건강 개선
오메가-3 + 아보카도	건강한 지방의 흡수율 증가	항염 효과 상승, 뇌 건강 보호
비타민 A + 계란	지용성 비타민 A의 흡수 증가	시력 보호, 면역력 강화
폴리페놀(녹차 추출물) + 레몬	비타민 C가 폴리페놀 안정화	항산화 효과 증가, 혈관 건강 개선
프로바이오틱스 + 식이섬유	식이섬유가 유산균의 먹이 역할	장 건강 개선, 면역력 강화
L-테아닌 + 녹차	녹차 카테킨과 시너지	긴장 완화, 집중력 증가
아연 + 굴, 새우	해산물의 구리 함량이 아연과 균형 유지	면역력 증가, 세포 재생 촉진
루테인 + 달걀 노른자	노른자의 지방이 루테인 흡수 촉진	눈 건강 개선, 황반변성 예방
타우린 + 닭가슴살	타우린이 단백질 대사 지원	피로 회복, 근력 증가
멜라토닌 + 체리	체리가 멜라토닌 생성을 보조	수면 개선, 생체리듬 조절
퀘르세틴 + 파인애플	브로멜라인이 퀘르세틴 흡수 증가	항염, 면역 강화
홍삼 + 생강	혈액순환 촉진, 면역력 강화	피로 개선, 감기 예방

주의가 필요한 조합 & 길항 작용 기전

조합	길항 작용 기전	효과
철분 + 커피, 녹차	카페인이 철 흡수 저해	철 결핍 위험 증가
칼슘 + 시금치, 콩	시금치, 콩의 옥살산이 칼슘 흡수 방해	뼈 건강 저해 가능
오메가-3 + 패스트푸드	트랜스지방이 오메가-3 흡수 저해	항염 효과 감소
비타민 B12 + 알코올	알코올이 B_{12} 흡수 방해	신경 손상, 피로 증가 가능
마그네슘 + 에너지 드링크	카페인이 마그네슘 배출 증가	근육 경련, 신경 과민 유발
유산균 + 설탕	설탕이 장내 유해균 증식 유발	장 건강 저해 가능
비타민 K + 시금치, 케일	비타민 K 과다 섭취 시 혈액응고 증가	항응고제 복용 시 주의
아연 + 해산물(구리)	구리가 아연 흡수 저해	면역력 저하 가능
셀레늄 + 육류 과다	단백질 과다 섭취 시 셀레늄 흡수 저해	항산화 작용 감소
감초 + 소금 과다	나트륨 저류로 혈압 상승	고혈압 위험 증가
비타민 C + 우유	우유의 칼슘이 비타민 C 산화 촉진	항산화 효과 감소
칼슘 + 육류 과다	단백질이 칼슘 배출 증가	골다공증 위험 증가
크레아틴 + 카페인	카페인이 크레아틴 효과 저하	운동 능력 감소 가능
브로멜라인 + 우유	브로멜라인이 단백질 분해	소화불량, 위장장애 가능
고용량 비타민 D + 유제품, 칼슘 강화 식품	비타민 D가 과도하게 활성화 되면 혈중 칼슘농도를 높임	혈중 칼슘 농도가 높으면 마그네슘과 인 부족 가능

주의가 필요한 조합 & 길항 작용 기전

조합	길항 작용 기전	효과
고용량 비타민 D + 마그네슘 결핍	비타민 D가 마그네슘 소모 증가	마그네슘 부족 시 신경과민, 근육경련 유발
칼슘 + 비타민 B12	칼슘이 B_{12} 흡수 저해	B_{12} 결핍 우려 (고령층 주의)
크레아틴 + 카페인	카페인이 크레아틴 효과 감소	운동 전후 카페인 섭취 주의
비타민 B_6 + 마그네슘 과다	마그네슘 과다 시 B_6 대사 저해	신경 손상 위험 (장기 고용량 섭취 주의)
셀레늄 + 비타민 C 고용량	비타민 C가 셀레늄 흡수 저해	셀레늄 결핍 위험
칼슘 + 탄산음료 등	탄산음료의 인산염이 칼슘 배출 증가	골다공증 위험 증가
감초(글리시리진) + 고혈압약(이뇨제)	칼륨 배출 증가 → 저칼륨혈증 유발	고혈압 환자 감초 과다 섭취 주의
루테인 + 베타카로틴 고용량	베타카로틴이 루테인 흡수 저해	시력 보호 효과 감소
프로틴(단백질 보충제) + 철분	단백질이 철분 흡수 저해	철 결핍성 빈혈 주의
오메가-3 + 마그네슘 고용량	혈압 저하 작용 중복	저혈압 주의, 과다 섭취 피하기

제6부

판매자를 위한
키워드 설명 가이드

제 6 부
판매자를 위한 키워드 설명 가이드

1. AMPK 활성화 (AMPK Activation)

개념
AMPK(AMP-activated protein kinase)는 우리 몸의 에너지를 조절하는 효소로, ATP(에너지) 수치가 낮을 때 활성화되어 지방 연소, 혈당 조절, 노화 방지 등의 역할을 한다.

나타나는 증상
- 에너지 부족, 쉽게 피로함
- 체지방 증가, 특히 복부 비만
- 혈당 조절 문제(인슐린 저항성)
- 세포 노화 및 염증 증가

상담 팁

쉬운 설명

"AMPK는 우리 몸의 에너지를 관리하는 스위치예요. 배터리가 부족하면 AMPK가 작동해서 지방을 태우고 에너지를 만들어줘요!"

> 보충 설명

- 운동(특히 고강도 인터벌 운동, HIIT)이 AMPK 활성화에 도움
- 간헐적 단식(16:8 방식)이 AMPK를 자극해 지방 연소 효과 증가
- 항산화 성분(퀘르세틴, 레스베라트롤 등)이 AMPK 활성화에 긍정적 영향
- 정제 탄수화물 줄이고 건강한 지방(올리브유, 아보카도) 섭취 권장

2. HDL (High-Density Lipoprotein)

개념

HDL은 '좋은 콜레스테롤'로 불리며, 혈관 속 나쁜 콜레스테롤(LDL)을 제거하고 심혈관 건강을 보호하는 역할을 한다.

나타나는 증상

- HDL 수치가 낮으면 동맥경화, 심장질환 위험 증가
- 쉽게 피로하고 혈액순환이 원활하지 않음
- 만성 염증과 연관 가능성

상담 팁

> 쉬운 설명

"HDL은 혈관 청소부 같은 역할을 해요! 많을수록 심장 건강에 좋아요!"

> 보충 설명

- 오메가-3가 풍부한 생선(연어, 고등어) 섭취 권장
- 규칙적인 운동(특히 유산소 운동)이 HDL 증가에 효과적
- 정제 탄수화물(설탕, 흰빵) 줄이고 건강한 지방(견과류, 올리브유) 섭취 권장
- 흡연과 과음은 HDL을 낮추므로 생활습관 개선 필요

3. NAD+와 노화 (NAD+ & Aging)

개념

NAD+(니코틴아마이드 아데닌 다이뉴클레오타이드)는 세포 에너지 대사와 노화 과정에서 중요한 조효소로, 나이가 들면서 감소하면 세포 기능 저하, 염증 증가, 노화 가속화가 일어난다.

나타나는 증상

- 쉽게 피로함, 에너지 저하
- 기억력 감퇴, 집중력 저하
- 근육량 감소 및 피부 노화
- 혈당 조절 문제

상담 팁

쉬운 설명

"NAD+는 세포 에너지의 연료 같은 역할을 해요. 나이가 들면서 줄어들면 몸이 지치고 노화가 빨라져요!"

보충 설명

- 니아신(비타민 B3) 섭취가 NAD+ 수치를 높이는 데 도움
- 간헐적 단식과 운동이 NAD+ 증가에 효과적
- 레스베라트롤(포도껍질, 적포도주), NMN 보충제가 NAD+ 유지에 도움
- 숙면과 스트레스 관리가 NAD+ 보존에 필수적

4. SIBO (Small Intestinal Bacterial Overgrowth, 소장 내 세균 과증식)

개념

SIBO는 소장에 비정상적으로 많은 세균이 증식하여 소화 장애, 영양 흡수 문제, 염증 등을 일으키는 질환이다.

나타나는 증상

- 만성적인 복부 팽만감, 가스 증가
- 잦은 설사 또는 변비
- 영양소 흡수 저하(특히 비타민 B12 결핍)
- 피로감, 집중력 저하

상담 팁

쉬운 설명

"소장은 깨끗해야 하는데, 세균이 너무 많아지면 가스가 차고 소화가 힘들어져요. 불필요한 세균을 줄이면 증상이 좋아질 수 있어요!"

보충 설명

- 저포드맵(FODMAP) 식단이 SIBO 증상 완화에 도움
- 프로바이오틱스는 SIBO 유형에 따라 다르게 적용해야 함(일부 경우 악화 가능)
- 항생제(리팍시민) 치료가 필요할 수도 있음
- 스트레스 관리가 소화기 건강에 필수적

5. 갈색지방 (Brown Fat)

개념
갈색지방은 열을 생성하는 특수한 지방 조직으로, 에너지를 소비하여 체온을 조절하고 신진대사를 촉진하는 역할을 한다.

나타나는 증상
- 갈색지방 활성도가 낮으면 쉽게 살이 찌고 체온이 낮아짐
- 대사율 저하로 피로감 증가
- 체중 감량이 어려움

상담 팁

쉬운 설명

"갈색지방은 우리 몸의 난로 같은 역할을 해요. 이걸 활성화하면 지방도 태우고 몸도 따뜻해져요!"

보충 설명
- 추위 노출(냉찜질, 냉수 샤워)가 갈색지방 활성화에 도움
- 고강도 운동(HIIT)이 갈색지방을 활성화
- 카테킨(녹차), 캡사이신(고추)이 갈색지방 활성화 촉진
- 적절한 수면과 건강한 식습관 유지가 중요

6. 근감소 (Sarcopenia)

개념

근감소증은 나이가 들면서 근육량과 근력이 점진적으로 감소하는 현상으로, 대사 건강과 신체 기능 저하를 유발한다. 단백질 합성 저하, 운동 부족, 호르몬 변화, 염증 증가 등이 주요 원인이다.

나타나는 증상

- 근육량 및 근력 감소
- 신체 균형 저하 및 낙상 위험 증가
- 피로감 및 신진대사 저하
- 일상 활동 수행 능력 저하

상담 팁

쉬운 설명

"근육은 우리 몸의 엔진이에요. 엔진이 약해지면 쉽게 피곤해지고 몸이 무거워지죠. 연료를 잘 공급하고 자주 가동해야 근육이 유지되어요!"

보충 설명

- 단백질과 필수 아미노산(BCAA) 섭취 강조
- 근력 운동과 유산소 운동 병행 권장
- 비타민 D, 오메가-3 지방산 등의 보충제 활용 가능
- 만성 염증과 관련될 수 있으므로 항산화 영양소(폴리페놀, 비타민 C&E) 추천

7. 도파민 단식 (Dopamine Fasting)

개념

도파민 단식은 스마트폰, SNS, 음식, 쇼핑 등으로 인해 과도하게 자극된 보상 시스템을 쉬게 해 도파민 민감도를 회복하는 전략이다. 뇌의 피로를 줄이고, 집중력과 자기 조절 능력을 향상시키는 데 도움을 줄 수 있다.

나타나는 증상

- 집중력 저하 및 주의산만
- 즉각적인 보상(음식, 쇼핑, 스마트폰 사용 등)에 대한 강한 의존성
- 감정 기복 및 불안 증가
- 일상에서 쉽게 지루함을 느낌

상담 팁

쉬운 설명

"도파민은 우리 몸의 보상 시스템을 조절하는 화학물질이에요. 너무 자주 자극을 받으면 뇌가 피곤해져서 점점 더 강한 자극을 찾아 헤매게 되죠. 도파민 단식은 뇌를 '리셋'하는 방법이에요!"

보충 설명

- 하루 1~2시간 디지털 기기 사용 줄이기 추천
- 명상, 산책, 독서 같은 저자극 활동을 병행하도록 안내
- 단 음식(설탕)과 카페인 섭취 줄이기
- 수면의 질을 높이도록 권장

8. 미토콘드리아 기능장애 (Mitochondrial Dysfunction)

개념

미토콘드리아는 세포의 에너지를 생산하는 발전소 역할을 한다. 하지만 노화, 만성 염증, 독소 노출, 스트레스 등으로 인해 기능이 저하되면 신체 에너지 생산이 감소하고, 다양한 만성 질환의 원인이 될 수 있다.

나타나는 증상

- 만성 피로 및 에너지 부족
- 근육 약화 및 운동 후 회복 저하
- 뇌 안개(Brain Fog) 및 인지 저하
- 면역력 저하 및 염증 증가

상담 팁

쉬운 설명

"미토콘드리아는 우리 몸의 배터리예요. 배터리가 방전되면 피곤하고 집중도 잘 안 되죠. 배터리를 충전하는 음식과 습관이 필요해요!"

보충 설명

- 코엔자임 Q10(CoQ10), NAD+, 마그네슘, 알파리포산(ALA) 등 미토콘드리아 활성을 돕는 성분 추천
- 케톤 식이, 단식(Intermittent Fasting) 등의 에너지 대사 최적화 전략 소개
- 운동, 특히 고강도 인터벌 운동(HIIT)이 미토콘드리아 생성에 도움됨
- 독소(환경호르몬, 중금속) 노출을 줄이기 위한 식습관 개선

9. 부신피로 (Adrenal Fatigue)

개념
부신은 스트레스 호르몬인 코르티솔을 조절하는 기관이다. 하지만 지속적인 스트레스와 수면 부족, 영양 불균형 등이 부신을 과부하 상태로 만들면서 코르티솔 조절 기능이 약화되고, 결국 피로와 호르몬 불균형을 초래한다.

나타나는 증상
- 아침에 일어나기 힘들고 낮 동안 피로감 지속
- 카페인에 의존해야 하루를 버팀
- 스트레스에 과민 반응하거나 감정 기복 심함
- 면역력 저하로 감기나 질병에 자주 걸림

상담 팁

쉬운 설명
"부신은 스트레스를 조절하는 우리 몸의 완충 장치예요. 하지만 스트레스가 너무 많으면 이 장치가 망가져서 계속 피곤하고 예민해질 수 있어요!"

보충 설명
- 커피와 당분 섭취를 줄이고, 단백질과 건강한 지방 섭취 권장
- 아답토젠 허브(로디올라, 아슈와간다) 추천
- 명상, 깊은 호흡, 요가 등 스트레스 조절 기법 소개
- 7~9시간 숙면 및 규칙적인 수면 패턴 유지 중요성 강조

10. 서캐디언리듬 (Circadian Rhythm)

개념

서캐디언리듬(일주기 리듬)은 우리 몸의 생체시계를 조절하는 리듬으로, 수면-각성 주기, 호르몬 분비, 소화, 체온 조절 등에 영향을 준다. 이 리듬이 깨지면 수면 장애뿐만 아니라 대사 장애, 면역력 저하, 정신 건강 문제 등이 발생할 수 있다.

나타나는 증상

- 불면증 또는 낮 동안 졸림
- 아침에 일어나기 힘들고 밤에 활발해짐
- 식욕 변화 및 체중 증가
- 집중력 저하 및 기분 변화

상담 팁

쉬운 설명

"우리 몸에는 24시간 생체시계가 있어요. 시계가 잘 맞춰져 있어야 잠도 잘 자고, 에너지도 넘치고, 살도 덜 찌죠!"

보충 설명

- 아침에 햇빛을 10~15분 이상 쬐는 습관 추천
- 자기 전 블루라이트(스마트폰, TV) 노출 줄이기
- 일정한 기상 및 취침 시간 유지
- 멜라토닌 보충제나 마그네슘, GABA 등을 활용한 수면 개선 전략 소개

11. 신경영양 (Neuro-Nutrition)

개념

신경영양학은 음식이 뇌 건강과 정신 건강에 미치는 영향을 연구하는 분야다. 뇌세포 보호, 신경전달물질 균형 유지, 인지 기능 강화 등을 위한 영양학적 접근법을 다룬다.

나타나는 증상
- 집중력 저하 및 기억력 감퇴
- 우울감 및 불안 증가
- 감정 기복 및 스트레스 취약성 증가
- 두통 및 수면 장애

상담 팁

쉬운 설명

"뇌도 잘 먹어야 건강해져요. 좋은 기름과 영양소가 들어가야 뇌가 맑아지고 기분도 좋아지죠!"

보충 설명
- 오메가-3, 포스파티딜세린(PS), 콜린 등 뇌 건강에 좋은 영양소 추천
- 항산화 성분(폴리페놀, 비타민 C&E)이 풍부한 음식 섭취 강조
- 가공식품(트랜스지방, 정제 탄수화물) 줄이기
- 규칙적인 운동이 뇌 신경가소성(Neuroplasticity)에 미치는 긍정적 영향 설명

12. 정서적 회복탄력성 (Emotional Resilience)

개념
정서적 회복탄력성은 스트레스나 어려운 상황을 겪었을 때 빠르게 회복하고 감정을 조절하는 능력을 의미한다. 신체 건강뿐만 아니라 정신 건강과 사회적 관계에도 중요한 영향을 미친다.

나타나는 증상
- 작은 스트레스에도 쉽게 좌절하거나 감정적으로 흔들림
- 불안, 우울감이 지속되며 감정 기복이 심함
- 대인관계에서 충돌이 잦고 사회적 지지가 부족함
- 만성적인 피로감과 무기력함

상담 팁

쉬운 설명

"우리 마음도 근육처럼 훈련하면 더 강해질 수 있어요. 스트레스가 오더라도 튕겨내고 다시 일어설 힘을 키우는 게 중요해요!"

보충 설명

- 명상, 깊은 호흡, 감정 기록(저널링) 등을 활용한 감정 조절법 소개
- 마그네슘, 오메가-3, 비타민 B군이 감정 조절에 도움을 줄 수 있음을 설명
- 긍정적인 자기 대화(self-talk)와 감정 표현의 중요성 강조
- 사회적 지지망(가족, 친구, 전문가) 활용 방법 제안

13. 아디포넥틴 (Adiponectin)

개념

아디포넥틴은 지방세포에서 분비되는 호르몬으로, 인슐린 감수성을 높이고 항염 작용을 하며 체지방 분해를 촉진하는 역할을 한다. 수치가 낮아지면 비만, 대사 증후군, 심혈관 질환 위험이 증가한다.

나타나는 증상

- 복부 비만 증가 및 체중 감량 어려움
- 혈당 조절 문제(인슐린 저항성 증가)
- 염증 수치 상승 및 만성 피로
- 동맥경화, 심혈관 질환 위험 증가

상담 팁

쉬운 설명

"아디포넥틴은 지방이지만 착한 역할을 해요! 많이 분비될수록 혈당이 잘 조절되고 살도 덜 찌죠!"

보충 설명

- 규칙적인 운동(특히 유산소 운동)이 아디포넥틴 수치를 높이는 데 도움
- 식이섬유가 풍부한 식단(채소, 과일, 통곡물)과 건강한 지방(올리브오일, 견과류) 섭취 권장
- 과도한 정제 탄수화물과 트랜스지방 섭취 줄이기
- 수면 부족이 아디포넥틴 수치를 낮출 수 있음 설명

14. 에스트로겐 우세증 (Estrogen Dominance)

개념

에스트로겐 우세증은 체내 에스트로겐이 상대적으로 너무 많거나, 프로게스테론과의 균형이 깨진 상태를 의미한다. 호르몬 불균형으로 인해 다양한 건강 문제가 발생할 수 있다.

나타나는 증상

- 생리불순, 생리통 및 월경 전 증후군(PMS) 심화
- 유방 압통, 부기, 체중 증가
- 감정 기복 및 우울감 증가
- 갑상선 기능 저하 및 피로감

상담 팁

쉬운 설명

"우리 몸의 호르몬은 균형이 중요해요. 에스트로겐이 너무 많으면 몸이 붓고 기분도 쉽게 변할 수 있어요!"

보충 설명

- 황산화제(브로콜리, 양배추 등 십자화과 채소) 섭취가 에스트로겐 대사에 도움됨
- 가공식품과 환경호르몬(플라스틱, 합성화학물질) 노출 줄이기
- 체지방이 에스트로겐을 저장하므로 적정 체중 유지가 중요함 설명
- 프로게스테론 균형을 돕는 식이 및 생활습관 조절 방법 소개

15. 염증 (Inflammation)

개념
염증은 외부 병원균이나 손상에 대한 면역 반응이지만, 만성 염증은 다양한 질병(비만, 당뇨, 심혈관 질환, 자가면역 질환)의 원인이 될 수 있다.

나타나는 증상
- 지속적인 피로감 및 몸이 무거운 느낌
- 관절 통증 및 근육 뻣뻣함
- 피부 트러블(여드름, 습진, 건선 등)
- 소화 문제(복부 팽만, 장 건강 악화)

상담 팁

쉬운 설명
"염증이 많으면 몸이 항상 전쟁 상태예요. 불필요한 싸움을 줄이면 몸이 훨씬 가벼워지고 건강해질 수 있어요!"

보충 설명
- 항염 식품(강황, 생강, 오메가-3, 녹차) 추천
- 설탕, 가공식품, 트랜스지방이 염증을 유발할 수 있음을 설명
- 규칙적인 운동이 염증 조절에 긍정적인 영향을 줌
- 장 건강(마이크로바이옴 균형)이 염증 관리에 중요함 강조

16. 오토파지 (Autophagy)

개념
오토파지는 세포가 스스로 손상된 단백질이나 노폐물을 분해하여 재활용하는 과정으로, 세포 건강을 유지하고 노화를 지연시키는 중요한 역할을 한다.

나타나는 증상
- 피로감 및 노화 징후 증가
- 면역력 저하 및 잦은 질병
- 기억력 저하 및 집중력 감소
- 피부 노화 및 탄력 저하

상담 팁

쉬운 설명

"오토파지는 우리 몸의 청소 시스템이에요. 깨끗한 환경을 유지해야 몸이 건강하고 젊어질 수 있어요!"

보충 설명
- 간헐적 단식(Intermittent Fasting)이 오토파지를 촉진할 수 있음 설명
- 단백질과 건강한 지방을 적절히 섭취하는 것이 중요
- 운동(특히 유산소 및 저항 운동)이 오토파지를 활성화함
- 항산화제와 항염 식단이 오토파지 기능을 강화할 수 있음 강조

17. 우울장내미생물 (Depression-Associated Microbiota)

개념
우울증과 장내 미생물 사이의 연관성이 연구되면서 특정 미생물이 정신 건강에 영향을 미칠 수 있음이 밝혀졌다. 장내 미생물 균형이 깨지면 신경전달물질 생성에 영향을 주고, 염증을 증가시켜 우울감이 심해질 수 있다.

나타나는 증상
- 지속적인 우울감 및 무기력
- 불안감 증가 및 감정 기복 심화
- 소화 문제(복부 팽만, 변비 또는 설사)
- 수면 장애 및 피로감

상담 팁

쉬운 설명

"장과 뇌는 긴밀하게 연결되어 있어요. 장이 건강하면 기분도 훨씬 좋아질 수 있어요!"

보충 설명
- 프로바이오틱스(유산균), 프리바이오틱스(식이섬유) 섭취가 중요함 설명
- 발효식품(김치, 요거트, 낫토 등)과 항염 식단이 장 건강 개선에 도움
- 스트레스 관리(명상, 운동, 숙면)가 장내 환경에 직접적인 영향을 줌
- 정제된 탄수화물과 설탕이 장내 미생물 불균형을 유발할 수 있음 강조

18. 인슐린저항성 (Insulin Resistance)

개념
인슐린저항성은 세포가 인슐린 신호에 둔감해져 혈당이 제대로 조절되지 않는 상태로, 당뇨병, 비만, 대사증후군과 직결된다.

나타나는 증상
- 쉽게 피로감을 느낌
- 식사 후 졸음 및 무기력
- 체중 증가, 특히 복부 비만
- 공복 혈당 수치 상승

상담 팁

쉬운 설명
"몸이 혈당을 조절하는 능력이 떨어지면 지방이 쌓이고, 에너지도 부족해져요. 혈당 스파이크를 막는 게 중요해요!"

보충 설명
- 혈당을 천천히 올리는 저탄수화물, 고섬유질 식단 추천
- 규칙적인 운동(특히 근력운동)이 인슐린 감수성 개선에 도움
- 오메가-3, 마그네슘이 인슐린 조절에 긍정적인 역할 수행
- 가공식품과 당 섭취를 줄이는 것이 중요함 강조

19. 자율신경균형 (Autonomic Nervous Balance)

개념
자율신경은 교감신경(긴장, 스트레스)과 부교감신경(이완, 회복)으로 나뉘는데, 균형이 깨지면 신체 전반적인 기능이 저하될 수 있다.

나타나는 증상
- 만성 피로 및 무기력
- 소화 장애 및 변비
- 불면증 및 수면 질 저하
- 불안, 두근거림, 어지러움

상담 팁

쉬운 설명

"몸에는 긴장 버튼과 이완 버튼이 있어요. 두 개가 균형을 이루어야 건강하게 돌아가요!"

보충 설명
- 심호흡, 명상, 요가 등이 부교감신경 활성화에 도움
- 규칙적인 수면과 아침 햇빛 노출이 자율신경 조절에 중요함 설명
- 카페인과 과도한 스트레스가 자율신경 균형을 깨트릴 수 있음 강조
- 마그네슘과 오메가-3 섭취가 신경 안정에 도움

20. 자연살해세포 (Natural Killer Cells, NK Cells)

개념

NK 세포는 면역 시스템의 중요한 요소로, 바이러스 감염이나 암세포를 제거하는 역할을 한다. NK 세포 활성이 낮아지면 면역력이 떨어지고 감염 위험이 증가한다.

나타나는 증상

- 쉽게 감기에 걸리고 회복이 느림
- 염증성 질환 증가
- 만성 피로 및 면역력 저하
- 피부 트러블 증가

상담 팁

쉬운 설명

"NK 세포는 몸속의 수비수예요. 이 수비수가 강해야 바이러스와 암세포를 막을 수 있어요!"

보충 설명

- 규칙적인 운동이 NK 세포 활성을 증가시킴 설명
- 항산화 식품(베리류, 녹차, 강황)과 고섬유질 식단이 면역력 강화에 도움
- 스트레스와 수면 부족이 NK 세포를 억제할 수 있음 강조
- 프로바이오틱스와 비타민 C, D 섭취가 NK 세포 기능 향상에 도움

21. 장누수 (Leaky Gut)

개념

장누수는 장벽이 손상되어 독소, 미생물, 미소 단백질 등이 혈류로 새어나가는 현상으로, 만성 염증과 자가면역 질환을 유발할 수 있다.

나타나는 증상

- 복부 팽만, 가스, 변비 또는 설사
- 만성 피로 및 면역력 저하
- 피부 문제(여드름, 습진, 건선)
- 식품 알레르기 및 소화 장애

상담 팁

쉬운 설명

"장을 촘촘한 벽돌담이라고 생각해보세요. 장누수는 그 벽돌 사이가 벌어져 나쁜 것들이 새어 나오는 상태예요!"

보충 설명

- 가공식품, 정제 탄수화물, 알코올, 설탕 섭취를 줄이는 것이 중요
- L-글루타민, 프로바이오틱스, 콜라겐이 장벽 회복에 도움
- 소화 효소와 저자극성 식단(예: 저 FODMAP 식단) 추천
- 스트레스 관리가 장 건강에 미치는 영향을 강조

22. 장뇌축 (Gut-Brain Axis)

개념

장과 뇌는 신경, 호르몬, 면역 시스템을 통해 서로 긴밀하게 연결되어 있다. 장내 미생물의 변화가 감정과 인지 기능에 영향을 주며, 반대로 스트레스와 감정 변화가 장 건강에 영향을 미친다.

나타나는 증상
- 불안, 우울감 증가
- 복부 팽만, 소화 불량, 변비 또는 설사
- 집중력 저하 및 기억력 감퇴
- 잦은 피로 및 수면 장애

상담 팁

쉬운 설명

"장을 '제2의 뇌'라고 불러요. 장이 건강하면 기분도 좋아지고 머리도 맑아져요!"

보충 설명
- 프로바이오틱스, 프리바이오틱스가 장-뇌 연결에 중요한 역할을 한다는 점 강조
- 발효식품(김치, 요거트)과 고섬유질 식단이 장 건강에 도움
- 스트레스가 장 건강을 망칠 수 있으므로 명상, 운동, 충분한 수면을 추천
- 카페인과 설탕 섭취가 장뇌축 균형을 깨트릴 수 있음 설명

23. 케톤대사 (Ketone Metabolism)

개념
케톤대사는 탄수화물 대신 지방을 에너지원으로 사용하는 과정으로, 주로 저탄수화물 식단(예: 키토제닉 다이어트)에서 활성화된다.

나타나는 증상
- 초기에는 두통, 피로, 입 마름(일명 '키토 플루')
- 이후 집중력 증가 및 정신적 선명함 경험
- 체중 감량 및 에너지 수준 개선
- 공복감 감소 및 식욕 조절 향상

상담 팁

쉬운 설명

"탄수화물을 줄이면 몸이 지방을 연료로 사용하면서 더 오래 에너지를 유지할 수 있어요!"

설명 활용

- 건강한 지방(아보카도, 올리브유, 견과류) 섭취가 중요함 강조
- 초기 적응 기간 동안 전해질(나트륨, 칼륨, 마그네슘) 보충 필요
- 케톤식이의 장점(체중 감량, 정신적 선명함)과 단점(초기 적응 어려움)을 균형 있게 설명
- 지나치게 엄격한 저탄수화물 식단은 지속하기 어려울 수 있으므로 현실적인 조정이 필요함 안내

24. 포드맵 (FODMAP)

개념
포드맵은 장에서 발효되기 쉬운 특정 탄수화물을 포함한 음식군으로, 과민성 장 증후군(IBS) 등 소화기 문제가 있는 사람에게 증상을 유발할 수 있다.

나타나는 증상
- 복부 팽만 및 가스 증가
- 설사 또는 변비 반복
- 속쓰림 및 소화 불량
- 특정 음식 섭취 후 불편함 증가

상담 팁

쉬운 설명

"어떤 음식은 장에서 발효되면서 가스를 많이 만들어요. 이런 음식을 피하면 속이 훨씬 편해질 수 있어요!"

설명 활용

- 양파, 마늘, 유제품, 밀가루, 콩류 등 고포드맵 음식이 증상을 유발할 수 있음 설명
- 저포드맵 식단(쌀, 감자, 당근, 바나나 등)을 단계적으로 도입해볼 것 추천
- 완전히 피하는 것이 아니라 개인별 반응을 보고 조절하는 것이 중요함 강조
- 장 건강을 개선하면 포드맵 민감성이 줄어들 가능성이 있음 안내

25. 포스트바이오틱스 (Postbiotics)

개념
포스트바이오틱스는 유산균 등이 장에서 분해되면서 생성하는 유익한 대사산물(예: 단쇄지방산, 펩타이드)로, 장 건강 및 면역력 향상에 도움을 준다.

나타나는 증상
- 소화 개선 및 변비 완화
- 면역력 강화(감기 덜 걸림)
- 피부 건강 개선(여드름, 아토피 완화)
- 항염 효과 및 장 건강 증진

상담 팁

쉬운 설명

"유산균이 우리 몸에서 활동하면서 좋은 물질을 만들어내요. 이게 바로 포스트바이오틱스예요!"

보충 설명
- 프로바이오틱스(유산균)와 프리바이오틱스(식이섬유)를 함께 섭취하면 포스트바이오틱스 생성을 촉진
- 김치, 낫토, 요거트 같은 발효식품 섭취 권장
- 장내 염증을 줄이고 면역력을 높이는 역할 강조
- 프로바이오틱스보다도 효과가 더 직접적일 수 있다는 최신 연구 언급

26. 세로토닌회로 (Serotonin Circuit)

개념

세로토닌은 '행복 호르몬'으로 알려진 신경전달물질이며, 감정 조절, 수면, 식욕 등에 중요한 역할을 한다. 특히 장에서 90% 이상 생성되기 때문에 장 건강과도 깊은 관련이 있다.

나타나는 증상
- 우울감 및 불안 증가
- 불면증 및 수면 장애
- 탄수화물, 단 음식에 대한 강한 갈망
- 집중력 저하 및 피로

상담 팁

쉬운 설명

"세로토닌은 행복 물질이에요. 장 건강을 잘 관리하면 세로토닌도 충분히 만들어질 수 있어요!"

보충 설명
- 트립토판이 풍부한 음식(바나나, 닭가슴살, 견과류)이 세로토닌 생성에 도움
- 규칙적인 햇빛 노출이 필수(비타민 D와 연관)
- 가공식품과 인스턴트 음식은 세로토닌 균형을 깨트릴 수 있음 설명
- 명상, 운동(특히 유산소 운동)이 세로토닌 회로 활성화에 긍정적 영향

27. 글리코바이올로지 (Glycobiology)

개념

글리코바이올로지는 당과 생명체의 관계를 연구하는 학문으로, 세포 간 신호 전달, 면역 반응, 장 건강 등에 영향을 미친다.

나타나는 증상

- 면역력 저하 및 감염 증가
- 염증 반응 증가
- 장 건강 이상 및 소화 문제
- 세포 노화 및 피부 건강 저하

상담 팁

쉬운 설명

"우리 몸의 세포들은 당을 이용해 서로 소통해요. 이 과정이 원활해야 건강을 유지할 수 있어요!"

보충 설명

- 당 단백질이 면역 세포의 기능을 조절한다는 최신 연구 언급
- 고품질 탄수화물(현미, 고구마)과 자연식이 장 건강과 면역력 강화에 중요
- 가공당(정제설탕)이 면역과 대사 건강을 저하시킬 수 있음 설명
- 항산화 식품(베리류, 녹차)이 글리코바이올로지 과정에서 중요한 역할을 할 수 있음 강조

28. 혈당스파이크 (Glucose Spike)

개념
혈당스파이크는 식사 후 혈당이 급격히 상승했다가 다시 급격히 떨어지는 현상으로, 인슐린 저항성, 피로, 식욕 조절 문제 등을 유발할 수 있다.

나타나는 증상
- 식사 후 졸음 및 피로
- 배고픔이 빨리 찾아옴
- 단 음식 또는 탄수화물에 대한 강한 갈망
- 체중 증가 및 내장 지방 증가

상담 팁

쉬운 설명

"혈당이 롤러코스터처럼 오르내리면 피곤하고 금방 배고파져요. 천천히 소화되는 음식을 먹으면 이런 증상을 막을 수 있어요!"

보충 설명

- 단순당(설탕, 흰쌀, 밀가루) 대신 복합탄수화물(현미, 고구마) 섭취 유도
- 단백질과 건강한 지방을 함께 섭취하면 혈당 변동 완화됨 설명
- 식사 순서 중요성 강조: 채소 → 단백질 → 탄수화물 순으로 섭취 추천
- 운동(특히 식후 10~15분 걷기)이 혈당 스파이크를 줄이는 데 효과적임 안내

29. 마이크로바이옴 (Microbiome)

개념
마이크로바이옴은 장내에 서식하는 수조 개의 미생물 군집을 의미하며, 소화, 면역, 감정 조절 등 건강 전반에 중요한 역할을 한다.

나타나는 증상
- 소화 장애(변비, 설사, 복부 팽만)
- 면역력 저하 및 잦은 감기
- 불안, 우울감 증가
- 피부 트러블(여드름, 아토피 등)

상담 팁

쉬운 설명

"우리 장에는 엄청나게 많은 미생물이 살고 있어요. 이 친구들이 건강해야 우리 몸도 건강해져요!"

보충 설명

- 프로바이오틱스(유산균), 프리바이오틱스(식이섬유) 섭취가 중요
- 항생제 남용이 마이크로바이옴을 파괴할 수 있음 설명
- 다양한 식품(채소, 발효식품, 통곡물) 섭취가 균형 잡힌 장내 미생물 환경 조성에 도움
- 스트레스 관리와 수면이 장 건강 유지에 필수적임 안내

30. 호르메시스 (Hormesis)

개념
호르메시스는 신체가 적절한 스트레스를 받을 때 더 강해지고 건강해지는 현상을 의미한다. 예를 들어, 운동, 간헐적 단식, 추위 노출 등이 이에 해당한다.

나타나는 증상
- 적절한 스트레스는 면역력 강화 및 에너지 증가
- 과도한 스트레스는 피로, 면역 저하, 염증 증가 초래
- 신체 적응력이 향상되면 피로 감소, 집중력 증가 경험

상담 팁

쉬운 설명
"적당한 스트레스는 몸을 튼튼하게 만들어요! 근육을 키울 때 운동이 필요하듯이, 몸도 작은 도전이 있어야 더 강해져요!"

보충 설명
- 간헐적 단식(예: 16:8 방식)이 신체 회복력 증진에 도움
- 냉온욕, 햇볕 노출, 고강도 운동이 호르메시스를 촉진함 설명
- 스트레스는 너무 많아도 문제지만, 너무 없으면 오히려 건강에 좋지 않을 수 있음 강조
- 개인별 체력과 건강 상태에 맞춰 적절한 강도의 호르메시스 적용 필요

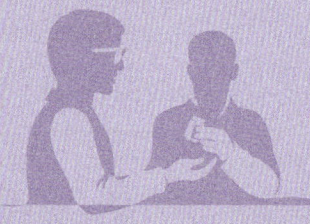

건강기능식품 상담의 기술
: 판매 전문가를 위한 마스터 북

제7부

건강기능식품
오해와 진실

제 7 부
건강기능식품 오해와 진실

1. 건강기능식품은 먹으면 바로 효과가 난다?

✘ 건강기능식품은 의약품과는 다르게 즉각적인 효과를 기대하기 어렵다.

📖 과학적 근거

1) 기능성 발현까지의 평균 시간: 성분별로 다르지만, 일반적으로 수주~수개월 동안 꾸준히 섭취해야 효과가 나타남.

2) 오메가-3: 혈중 중성지방 수치를 낮추는 데 4~12주 소요됨.

3) 프로바이오틱스: 장내 환경 개선을 위해 2~8주 정도 지속적으로 섭취해야 함.

4) 콜라겐: 피부 탄력 개선 효과는 8~12주 이후 관찰됨.

💬 소비자 상담 팁

"건강기능식품은 꾸준한 섭취가 중요하며, 단기 복용으로 효과를 기대하면 실망할 수 있어요"

"기능성 발현 기간을 개인마다 다르므로 소비자가 기대하는 효과가 나타나는 시간이 개인별로 달라요."

"효과를 높이기 위해 식습관, 운동, 생활습관 개선을 병행하는 것이 중요해요"

2. 건강기능식품을 많이 먹을수록 효과가 좋다?

❌ 과다 섭취 시 부작용이 발생할 수 있으며, 적정 복용량이 중요하다.

📖 과학적 근거

1) 비타민 A 과잉 섭취: 간독성 및 태아 기형 위험이 증가함.

2) 철분 과다 복용: 위장 장애 및 산화 스트레스가 증가함.

3) 오메가-3 과다 섭취: 혈액 응고 지연으로 출혈 위험이 증가함.

💬 소비자 상담 팁

"건강기능식품은 적정량을 지키는 것이 가장 중요해요"

"특정 성분(비타민 A, 철분, 오메가-3 등)은 과다 섭취 시 부작용이 발생할 수 있어요."

"개인별로 증상의 정도에 따라 필요량을 고려하여 섭취하도록 전문가 상담을 권장해요"

3. 건강기능식품은 평생 먹어야 한다?

△ 영양 상태와 라이프스타일에 따라 주기적으로 조절하는 것이 좋다.

📖 과학적 근거

1) 비타민 D: 겨울철과 실내 생활이 많은 경우 꾸준한 보충이 필요함.

2) 오메가-3: 식이 섭취가 부족한 경우 장기간 유지가 도움이 될 수 있음.

3) 철분: 필요량이 높은 시기(임신, 성장기 등)와 유지 단계(성인)에서 조절이 필요함.

💬 소비자 상담 팁

"라이프스타일과 영양 상태에 따라 필요할 때만 보충하는 것이 바람직해요"

"건강검진 결과를 참고하여 부족한 영양소를 선택적으로 섭취할 수 있어야 해요"

"무조건 장기 복용하기보다 주기적으로 필요한지를 체크하는 것이 필요해요"

4. 천연 원료는 무조건 합성 원료보다 좋다?

△ 천연 원료와 합성 원료는 성분에 따라 장단점이 있으며, 생체이용률이 중요한 요소다.

📖 과학적 근거

1) 비타민 C(아스코르브산): 천연과 합성의 화학적 구조가 동일하며, 체내 이용률 차이 없음.

2) 비타민 E(토코페롤): 천연형(d-α-토코페롤)이 합성형(dl-α-토코페롤)보다 체내 이용률이 높음.

3) 오메가-3 지방산: 천연 TG(triglyceride) 형태가 합성 EE(ethyl ester) 형태보다 체내 흡수율이 우수함.

💬 소비자 상담 팁

"천연 원료와 합성 원료의 차이는 성분마다 다르므로 무조건적인 선호는 피해야 해요"

"생체이용률이 높은 형태(예: 천연형 비타민 E, TG형 오메가-3)를 선택하는 것이 중요해요"

"제품 선택 시 원료의 형태와 품질을 확인하는 것이 좋아요"

5. 건강기능식품은 부작용이 전혀 없다?

✘ 특정 성분은 과다 섭취 시 부작용이 발생할 수 있으며, 약물과의 상호작용도 고려해야 한다.

📖 과학적 근거

1) 홍삼(진세노사이드): 고혈압 환자에서 혈압 상승 가능성 있음.

2) 철분: 과다 섭취 시 위장장애 및 산화 스트레스가 증가함.

3) 세인트존스워트(세인트존스워트 추출물): 항우울제와 상호작용하여 세로토닌 증후군 위험이 증가함.

💬 소비자 상담 팁

"건강기능식품도 체질과 건강 상태에 따라 부작용이 나타날 수 있어요."

"약물과 상호작용이 있는 성분(예: 홍삼, 세인트존스워트 등)은 복용 전 전문가 상담이 필요해요."

"하루 권장량을 초과하지 않도록 섭취량을 조절해야 해요."

6. 해외직구 제품이 더 효과가 좋다?

✗ 해외 건강기능식품의 성분 기준이 다를 수 있으며, 가짜제품의 위험이 존재한다.

📖 과학적 근거

1) 미국 vs. 한국 영양소 기준: 미국은 RDA(권장 섭취량), 한국은 RI(기준 섭취량)로 기준 차이가 있음.

2) 해외 제품의 위조 및 오염 위험: 일부 해외 직구 제품에서 중금속 및 유해 물질 검출 사례가 있음.

3) 국내 인증 제품의 신뢰성: 국내 건강기능식품은 식약처의 검증을 거쳐 안정성이 확인됨.

💬 소비자 상담 팁

"해외직구 제품의 경우 성분 기준이 다를 수 있으므로 함량을 꼼꼼히 확인하고 물어보세요."

"위조품 및 오염 위험이 있으므로 공식 유통 경로를 이용하는 것이 안전해요."

"국내에서 인증받은 건강기능식품은 식약처 기준을 통과한 제품이므로 신뢰도가 높아요."

7. 비싼 건강기능식품일수록 효과가 좋다?

△ 가격이 성분 함량과 품질을 반영할 수 있지만, 반드시 비쌀수록 좋은 것은 아니다.

📖 과학적 근거

1) 원료 형태와 품질 차이: 고품질 원료(예: TG형 오메가-3, 천연형 비타민 E)는 가격이 높을 수 있음.

2) 마케팅 비용이 가격에 포함될 수 있음: 유명 브랜드 제품은 마케팅 비용이 추가된 경우가 많음.

3) 성분 함량이 가격보다 중요: 동일 성분이라면 적정 함량을 갖춘 제품이 효과적임.

💬 소비자 상담 팁

"건강기능식품은 가격보다 성분 함량과 원료 형태를 확인하는 것이 중요해요."

"지나치게 저렴한 제품은 원료 품질이 낮을 가능성이 있으므로 주의해야 해요."

"브랜드보다는 함량과 생체이용률이 높은 제품을 선택하는 것이 효과적이예요."

8. 공복에 먹어야 흡수가 잘 된다?

✗ 건강기능식품마다 최적의 복용 시간이 다르다. 일부 성분은 공복에, 일부는 식후에 섭취해야 흡수가 더 잘 된다. 부분적으로 맞지만, 성분에 따라 다르다.

📖 과학적 근거

1) 공복에 섭취하면 흡수가 좋은 성분

  철분(Fe): 철분은 음식물(특히 칼슘 및 식이섬유)과 함께 섭취할 경우 흡수가 저해되므로 공복에 섭취하는 것이 효과적임.
  프로바이오틱스: 위산이 강한 식사 직후보다는 위산이 비교적 낮은 공복에 섭취하는 것이 생존율이 높음.
  L-카르니틴: 지방산 대사를 촉진하는 역할을 하므로 운동 전 공복에 섭취하면 효과적임.

2) 식후에 섭취하면 흡수가 좋은 성분

  지용성 비타민(A, D, E, K): 지용성 비타민은 지방과 함께 섭취해야 흡수율이 증가함.
  오메가-3 지방산: 식사 중 지방과 함께 섭취할 경우 체내 흡수율이 높아짐.
  코엔자임 Q10: 지용성이므로 식사 중 지방과 함께 섭취하는 것이 체내 이용률을 높임.
  칼슘(Ca): 위산이 분비되는 식사 중 또는 식후에 섭취하면 흡수가 잘 됨.

💬 소비자 상담 팁

"성분별 최적 섭취 시간이 있어서 무조건 공복에 드시는 것은 추천하지 않아요."

"철분 보충제는 공복 섭취를 권장하지만 속 쓰림이 있는 경우 오렌지 주스(비타민 C)와 함께 섭취하면 흡수율이 좋아요."

"지용성 비타민(A, D, E, K)이나 오메가-3는 식사 후 지방과 함께 섭취할 것을 권장해요."

"마그네슘이나 멜라토닌은 저녁에 섭취하는 것이 효과적이예요."

9. 여러 가지 건강기능식품을 한꺼번에 먹어도 괜찮다?

✗ 건강기능식품을 여러 가지 함께 섭취할 수 있지만, 특정 조합은 흡수를 방해하거나 부작용을 유발할 수 있으므로 성분 간 상호작용을 고려해야 한다.

📖 과학적 근거

1) 함께 섭취하면 안 되는 조합

- 철분(Fe) + 칼슘(Ca): 철분과 칼슘은 동일한 흡수 경로(소장)를 사용하기 때문에 서로 흡수를 방해함 철분은 공복에, 칼슘은 식사와 함께 따로 섭취하는 것이 좋음.
- 마그네슘(Mg) + 칼슘(Ca) + 아연(Zn): 세 미네랄이 함께 복용될 경우, 경쟁적으로 흡수되며 아연의 흡수가 가장 저해됨.
- 비타민 K + 와파린(항응고제): 비타민 K는 혈액 응고에 관여하며, 와파린과 상호작용하여 약물 효과를 감소시킬 수 있음.
- 오메가-3 + 항응고제(아스피린, 와파린 등): 둘 다 혈액을 묽게 하는 효과가 있어 과다 섭취 시 출혈 위험 증가함.

2) 함께 섭취하면 효과가 좋은 조합

- 비타민 D + 칼슘: 비타민 D는 장에서 칼슘 흡수를 증가시켜 뼈 건강에 도움 됨.
- 비타민 C + 철분: 비타민 C는 비(非)헤므 철(식물성 철분)의 흡수를 증가시켜 철분 결핍 개선에 도움 됨.
- 프로바이오틱스 + 프리바이오틱스: 유산균(프로바이오틱스)과 유산균 먹이(프리바이오틱스, 올리고당 등)를 함께 섭취하면 장내 유익균 증식 효과 상승함.

💬 소비자 상담 팁

"여러 건강기능식품을 함께 섭취할 경우, 성분 간 상호작용을 고려하여 일정 간격(1~2시간) 조절하여 섭취하세요."

"특정 조합(예: 철분+칼슘, 마그네슘+아연)이 함께 포함된 종합영양제는 흡수율 저하 가능성이 있어요."

10. 어린이는 건강기능식품을 먹으면 안 된다?

✕ 어린이도 건강기능식품을 섭취할 수 있다.

하지만, 성인용 제품을 그대로 먹이는 것은 위험할 수 있으며, 성장 단계에 맞는 성분과 용량을 고려해야 하고 성인용 건강기능식품을 무분별하게 섭취하는 것은 위험할 수 있다.

📖 과학적 근거

1) 어린이에게 필수적인 성분

   비타민 D: 성장기 어린이의 뼈 건강을 위해 필수적이며, 비타민 D 결핍은 성장 저하와 면역력 저하를 초래할 수 있음.

   오메가-3 지방산: DHA는 두뇌 발달과 인지 기능 향상에 기여함.

2) 어린이가 피해야 할 성분

   성인용 멀티비타민: 일부 제품은 어린이에게 과량의 비타민 A(레티놀) 또는 철분을 포함할 수 있어 독성 위험함.

   고용량 프로바이오틱스: 면역 기능이 미성숙한 어린이의 경우, 특정 균주가 장내균총 불균형을 초래할 가능성이 있음.

   허브 성분(예: 인삼, 홍삼, 감초 등): 일부 허브는 어린이의 신체 발달과 호르몬 균형에 영향을 미칠 가능성이 있음.

💬 소비자 상담 팁

"어린이 전용 제품은 제품에 연령별 권장 용량이 명확히 표시되어 있는지 확인하세요."

"필수 영양소(비타민D, 철분, 칼슘, 오메가-3 등)를 우선적으로 고려하되, 균형 잡힌 식사가 기본이 되어야 해요."

"어린이가 성인용 제품을 섭취하려는 경우 반드시 전문가 상담 후 결정하세요."

"건강기능식품을 사탕이나 간식처럼 과다 섭취하지 않도록 보관 및 섭취 방법을 알려 드릴게요."

11. 임산부는 모든 건강기능식품을 먹어도 안전하다?

✘ 임산부에게 유익한 성분이 있지만, 일부 성분은 주의해야 한다.

임산부는 태아의 성장과 건강을 위해 특정 영양소가 필요하지만, 일부 성분은 태아에게 해로울 수 있어 신중한 선택이 필요하다.

📖 과학적 근거

1) 필수 영양소
  엽산: 신경관 결손 예방에 필수적이며, 임신 초기부터 섭취해야 함.
  철분: 임신 중 철 요구량이 증가하며, 철분 결핍성 빈혈을 예방하는 데 중요함.
  오메가-3(DHA): 태아의 두뇌 및 시력 발달을 도움.

2) 주의해야 할 성분

비타민 A: 과량 섭취 시 태아 기형을 유발할 수 있음.

고용량 카페인: 유산 및 저체중아 출산 위험이 증가함.

허브 성분(세인트존스워트, 감초 등): 일부 허브는 자궁 수축을 유발할 가능성이 있음.

멜라토닌: 임신 중 안전성이 충분히 검증되지 않음.

💬 소비자 상담 팁

"임산부 전용 건강기능식품을 추천해드릴게요 특히 성분 함량이 권장 범위 내에 있는지 확인하시는 것이 중요해요."

"엽산, 철분, 오메가-3, 칼슘 등 필수 영양소가 포함된 제품이 우선 필요해요."

"비타민 A, 허브 성분 등이 포함된 제품을 섭취하려는 경우 반드시 의사 또는 약사와 상담 후 결정할 하세요."

"건강기능식품을 임신 주기에 맞춰 조질하여 섭취하는 것이 좋아요.(예: 엽산은 임신 초기에 필수, 철분은 중기 이후 중요)"

12. 건강기능식품은 질병을 치료할 수 있다?

✗ 건강기능식품은 질병 예방 및 건강 유지에 도움을 주지만, 치료제는 아니다.

건강기능식품은 인체의 정상적인 기능을 돕고 건강을 유지하는 역할을 하지만, 의약품처럼 질병을 치료하거나 완치하는 효과는 없다.

📖 과학적 근거

1) 오메가-3 지방산: 심혈관 건강에 도움을 줄 수 있지만, 고지혈증 치료제로는 사용할 수 없음.

2) 프로바이오틱스: 장 건강 개선에 도움을 줄 수 있으나, 특정 장 질환을 치료하는 것은 아님.

3) 글루코사민: 관절 건강을 유지하는 데 도움을 줄 수 있지만, 골관절염 치료 효과는 명확하지 않음.

💬 소비자 상담 팁

"건강기능식품은 건강 유지·보조 목적이며, 질병을 치료하는 의약품이 아니예요."

"특정 질병이 있는 고객에게는 건강기능식품만으로 치료를 기대하지 말고, 의사의 상담이 우선이예요."

"건강기능식품이 어떤 생리 기능을 지원하는지를 알려드리고 의약품과 병행하는 보완적 활용법도 제안해드릴게요."

"고객님이 질병 치료 효과를 기대하고 있다면, 공식 인증된 기능성 내용만 안내할게요."

13. 건강기능식품은 먹으면 바로 효과가 난다?

✘ 건강기능식품은 체내에서 작용하는 시간이 필요하며, 성분별로 효과 발현 시점이 다르다.

📖 과학적 근거

1) 프로바이오틱스: 장내 미생물 환경이 바뀌는 데 최소 1~2주가 필요함.

2) 비타민 D: 혈중 농도가 안정적으로 증가하려면 수 주에서 수 개월 소요됨.

3) 오메가-3: 혈중 EPA/DHA 수치가 증가하고 항염 효과가 나타나는 데 3~4주 필요함.

💬 소비자 상담 팁

"건강기능식품의 효과는 단기간에 나타나지 않으며, 꾸준한 섭취기 중요해요."

"성분별로 효과 발현 시점이 다르므로 최소 2~3개월은 지속해서 섭취해야 해요."

"기대치를 조절하고, 라이프스타일 개선과 함께 활용하는 것이 효과적이예요."

14. 건강기능식품은 의약품보다 효과가 약하다?

✘ 건강기능식품과 의약품은 섭취 목적이 다르며, 건강기능식품은 예방 및 보조 역할을 한다.

📖 과학적 근거

1) 건강기능식품: 신체 기능 유지 및 보조에 도움을 주며, 특정 질환의 예방적 역할을 함.

2) 의약품: 질병 치료 및 증상 완화를 목적으로 하며, 강력한 약리 작용을 가짐.

3) 보완적 활용: 오메가-3는 고지혈증 치료제(스타틴)와 병행 시 시너지 효과가 있음.

💬 소비자 상담 팁

"건강기능식품은 질병 치료가 아니라 건강 유지 및 예방을 돕는 거예요."

"특정 질환이 있을 경우, 건강기능식품을 보조적으로 활용할 수 있어요."

"의약품과 병행 시 상호작용을 고려하여 전문가 상담이 필요해요."

15. 식품만으로도 충분한 영양을 섭취할 수 있으니 건강기능식품은 필요 없다?

✘ 균형 잡힌 식단을 통해 대부분의 필수 영양소를 섭취할 수 있지만, 개인의 건강 상태, 식습관, 생활 환경 등에 따라 특정 영양소의 결핍이 발생할 수 있으며, 이 경우 건강기능식품의 보충이 필요할 수 있다.

📖 과학적인 근거

1) 현대인의 영양 결핍 문제: 가공식품 소비 증가와 바쁜 생활로 인해 일부 필수 영양소(예: 비타민 D, 칼슘, 오메가-3 등)의 섭취가 부족할 수 있음.

2) 특정 인구집단의 필수 영양소 보충 필요성: 임산부는 엽산 보충이 태아 신경관 결손 예방에 필수적이고, 노인은 비타민 D와 칼슘 부족으로 인한 골다공증 위험 증가하며 채식주의자는 비타민 B12 결핍 위험이 높아 보충이 필요함.

3) 영양소 흡수율 문제: 일부 영양소는 식품에서만 섭취할 경우 충분한 양을 섭취하기 어려움.

💬 소비자 상담 팁

"균형 잡힌 식단으로 영양소를 섭취하는 것이 가장 중요하지만, 개인의 건강상태와 현대인의 식생활 및 건강 상태를 고려할 때 특정 영양소의 보충이 필요할 수 있어요"

"식사만으로 부족한 영양소를 보충하기 위한 건강기능식품을 선택할 때는 기능성 인정 여부, 원료, 제조사의 신뢰도를 파악하고 만성질환으로 약을 복용하는 경우에는 약효에 영향이 없는지 전문가와 상담하고 섭취하세요."

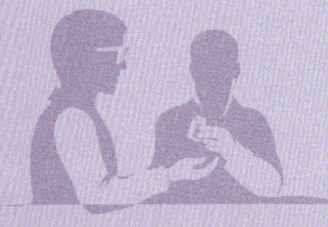

건강기능식품 상담의 기술
: 판매 전문가를 위한 마스터 북

부록

건강기능식품 상담 연습: 실전 사례 40가지

부록
건강기능식품 상담 연습 : 실전 사례 40가지

건강기능식품 실전 실습 케이스 활용 안내

이 추천 처방은 일반적인 경우를 기준으로 작성된 것으로, 개인별 특수한 상황과 환경을 고려하지 않은 내용이다. 또한, 처방의약품 복용 여부나 복합 증상의 존재, 다른 건강기능식품과의 상호작용 등을 반영하지 않은 기본적인 가이드라인이다.

따라서 본 실습 케이스를 반복적으로 학습하여 기본적인 원리를 익히되, 실제 상담 및 추천 시에는 반드시 개인의 건강 상태, 기존 복용 중인 약물 및 건강기능식품, 생활 습관 등을 충분히 고려하여 적용해야 한다. 또한 기능성을 인정받은 건강기능식품 외, 기능성 식품 성분 등도 일부 추가하여 상담 가이드에 도움이 되도록 하였다.

1. 간 건강 (성별: 모두, 연령대: 40대 ~ 60대)

- 호소 증상: 피로감이 쉽게 누적, 숙취가 심함, 식욕이 저하, 피부는 거칠
- 증상 기전: 독소 처리 능력이 감소, 피로물질(암모니아 등)이 축적)
- 상담 가이드: 수면 및 스트레스 조절, 균형 잡힌 영양 섭취, 음주 줄이기
- 추천 처방:

    - 밀크시슬(실리마린): 간세포 보호 및 해독 작용
    - N-아세틸시스테인(NAC): 글루타티온 생성을 촉진하여 간 해독 기능 강화
    - 비타민 B군: 에너지 대사 촉진 및 간 기능 지원
    - 타우린: 간세포 보호 및 담즙 분비 촉진

2. 관절 통증 (성별: 모두, 연령대: 40대 후반 ~ 60대)

- 호소 증상: 무릎, 어깨, 손목 등 관절 부위의 통증 및 뻣뻣함, 움직일 때 소리, 관정 부위 붓기
- 증상 기전: 연골 손상, 관절염, 과도한 체중, 나이로 인한 퇴행성 변화
- 상담 가이드: 체중 관리, 운동 요법(저충격 운동), 관절을 보호하는 자세 권장
- 추천 처방:

    - 글루코사민 (연골 보호, 관절 유연성)
    - 콘드로이친 (관절 건강 증진)
    - N-아세틸글루코사민(NAG) (연골 재생 촉진, 관절 통증 감소)
    - MSM (Methyl sulfonylmethane) (관절 염증 감소, 통증 완화)
    - 뮤코다당 (Mucopolysaccharides) (관절과 연골 보호, 관절 보습)

3. 구취 (성별: 모두, 연령대: 20대 ~ 40대)

- 호소 증상: 입 냄새가 지속됨
- 증상 기전: 입안 세균, 소화 불량, 치아 문제
- 상담 가이드: 정기적인 구강 관리, 수분 섭취
- 추천 처방:
  - 프로바이오틱스 (구강 내 유익균 증진)
  - 녹차 추출물 (구취 완화)
  - 알로에 (구강 청결 유지)

4. 근육 경련 (성별: 모두, 연령대: 30대 ~ 50대)

- 호소 증상: 갑작스러운 근육 경련
- 증상 기전: 미네랄 부족(칼륨, 마그네슘), 과도한 운동
- 상담 가이드: 충분한 수분 섭취, 미네랄 보충
- 추천 처방:
  - 마그네슘 (근육 이완)
  - 칼슘 (근육 기능 지원)
  - 비타민 D (근육 건강 유지)

5. 기억력 저하 (성별: 모두, 연령대: 50대 이상)

- 호소 증상: 집중력 저하, 기억력 감퇴
- 증상 기전: 나이, 뇌 혈액순환 감소, 스트레스
- 상담 가이드: 뇌를 자극하는 활동(퍼즐, 책 읽기 등), 충분한 수면, 규칙적인 운동

- 추천 처방:

  - 인삼 (혈액 순환 개선 및 집중력 증가)

  - 오메가-3 지방산 (뇌 건강 증진)

  - 은행잎 추출물 (혈액순환 촉진 및 기억력 개선)

6. 냉증 (성별: 여성, 연령대: 30대 ~ 50대)

- 호소 증상: 손발 차가움, 냉한 느낌
- 증상 기전: 혈액순환 문제, 호르몬 불균형, 스트레스
- 상담 가이드: 따뜻한 옷, 규칙적인 운동, 충분한 수분 섭취
- 추천 처방:

  - 생강 (혈액 순환 촉진)

  - 홍삼 (체온 상승 효과)

  - 계피 (체온을 높이는 데 도움)

7. 눈 건강 (성별: 남성/여성, 연령대: 20대 ~ 60대)

- 호소 증상: 흐릿한 시야, 눈의 피로, 건조함, 눈에 이물감, 가려움
- 증상 기전: 장시간 화면 사용, 눈물 분비 부족, 환경요인(냉난방), 자외선
- 상담 가이드: 적절한 실내 습도 유지, 눈 운동과 깜박임, 자외선 차단, 정기적인 휴식
- 추천 처방:

  - 오메가-3 (EPA/DHA) (눈의 건조를 완화)

  - 루테인과 제아잔틴 (눈 건강을 보호)

  - 비타민 A (눈 점막 보호 및 시력 유지)

  - 비타민 C, E (눈 노화를 예방)

8. 목/어깨 결림 (성별: 모두, 연령대: 30대 ~ 50대)

- 호소 증상: 목과 어깨가 뻣뻣하고 아픔, 팔을 올리기 힘듦
- 증상 기전: 근육 긴장, 장시간 앉아 있는 자세, 자세 불량, 과도한 업무, 스트레스
- 상담 가이드: 스트레칭, 자세 개선, 근육 이완 운동
- 추천 처방:
  - 마그네슘 (근육 이완)
  - 오메가-3 지방산 (염증 완화)
  - 비타민 D (근육 기능 유지)
  - 코엔자임 Q10 (에너지 생성 및 근육 회복)
  - MSM (근육 및 관절 건강 유지)

9. 발톱 및 발바닥의 세균 감염 (성별: 모두, 연령대: 20대 ~ 50대)

- 호소 증상: 발가락 사이 가려움, 발톱 색 변화
- 증상 기전: 곰팡이 감염, 습기 및 열에 의한 발가락 피부 손상
- 상담 가이드: 발을 건조하게 유지하고 청결 유지
- 추천 처방:
  - 티트리 오일 (항균, 항진균 작용)
  - 프로바이오틱스 (면역력 증진)
  - 비타민 E (피부 회복 촉진)
  - 아연 (면역 기능 강화)
  - 감초 추출물 (항염 및 항균 작용)

10. 배뇨 문제 (성별: 여성, 연령대: 40대 ~ 60대)

- 호소 증상: 배뇨 빈도 증가, 배뇨 시 불편함
- 증상 기전: 배뇨기계 문제, 호르몬 변화
- 상담 가이드: 배뇨 패턴 기록, 충분한 수분 섭취
- 추천 처방:
  - 크랜베리 추출물 (요로 건강)
  - 호박씨 추출물 (배뇨 기능 개선)
  - 이소플라본(대두추출물 등) (폐경기 여성의 배뇨 문제)

11. 변비 (성별: 모두, 연령대: 30대 ~ 50대)

- 호소 증상: 배변이 힘들고 불규칙적, 복부 불쾌감
- 증상 기전: 섬유소 부족, 수분 부족, 운동 부족, 스트레스
- 상담 가이드: 수분 섭취량 증가, 섬유소가 풍부한 식단
- 추천 처방:
  - 프락토올리고당 (장내 유익균 증식)
  - 식이섬유 (배변 촉진)
  - 프로바이오틱스 (장 건강 개선)

12. 불안 및 우울감 (성별: 모두, 연령대: 20대 ~ 40대)

- 호소 증상: 불안감, 우울감, 집중력 저하
- 증상 기전: 스트레스, 호르몬 변화, 신경전달물질 불균형
- 상담 가이드: 심리 상담, 명상, 운동

- 추천 처방:
  - 아슈와간다 (불안 감소)
  - 로디올라 (스트레스 완화)
  - 오메가-3 지방산 (우울증 완화)
  - 테아닌 (긴장 완화)
  - 마그네슘 (신경과 근육 기능 유지)

13. 수면장애 (성별: 여성, 연령대: 30대 후반 ~ 50대 초반)

- 호소 증상: 잠들기 어려움, 자주 깨는 증상
- 증상 기전: 호르몬 변화, 스트레스, 과도한 카페인 섭취 등
- 상담 가이드: 수면 환경 개선, 취침 전 카페인 및 전자기기 사용 자제
- 추천 처방:
  - 멜라토닌 (수면 유도)
  - 발레리안 뿌리 (진정 효과)
  - 마그네슘 (근육 이완 및 신경 안정)
  - 테아닌 (긴장 완화 및 숙면 유도)
  - 감태 추출물 (수면의 질 개선)
  - GABA (신경 안정 및 수면 질 개선)

14. 생리 이상 (성별: 여성, 연령대: 20대 ~ 40대)

- 호소 증상: 생리 주기 불규칙, 생리량의 차이
- 증상 기전: 호르몬 불균형, 스트레스, 다낭성 난소 증후군(PCOS)
- 상담 가이드: 규칙적인 운동, 건강한 식습관, 스트레스 관리
- 추천 처방:

- 비타민 D (호르몬 균형 유지)

- 감마 리놀렌산 (달맞이꽃 종자유) (생리 주기 조절)

- 철분 (Iron) (정상적인 생리 주기 유지)

- 엽산 (Folic Acid) (호르몬 대사 및 난소 건강 유지)

- 비타민 B6 (생리전 증후군(PMS) 완화)

15. 생리 전 증후군 (PMS) (성별: 여성, 연령대: 20대 후반 ~ 40대 초반)

- 호소 증상: 기분 변화, 복부 팽만, 두통, 피로감
- 증상 기전: 호르몬 변화(에스트로겐 및 프로게스테론의 불균형)
- 상담 가이드: 규칙적인 운동, 스트레스 관리, 카페인 섭취 제한
- 추천 처방:

  - 비타민 B6 (호르몬 균형 유지)

  - 마그네슘 (기분 안정화)

  - 오메가-3 지방산 (염증 및 통증 완화)

  - 감마 리놀렌산 (달맞이꽃 종자유) (생리 전 불편감 개선)

  - 칼슘 (신경전달 조절 및 근육 수축 조절)

16. 손발저림 (성별: 모두, 연령대: 40대 ~ 60대)

- 호소 증상: 손이나 발이 저리고 감각이 둔해짐
- 증상 기전: 신경 압박(예: 디스크 문제), 혈액순환 문제, 당뇨병
- 상담 키워드: 혈액순환 개선, 수면 자세 개선, 운동 및 스트레칭
- 추천 처방:

  - 비타민 B12 (신경 건강)

- 알파 리포산 (산화 스트레스 감소 및 신경 보호)

- 오메가-3 지방산 (혈액 순환을 개선하고 염증 감소)

- 은행잎 추출물 (말초 혈액 순환 개선)

- 마그네슘 (근육 및 신경 기능 조절)

- 비타민 E (혈액 순환 촉진)

17. 소화불량/가스 (성별: 모두, 연령대: 30대 ~ 50대)

- 호소 증상: 복부 팽만감, 더부룩한 느낌, 식사 후 불쾌감
- 증상 기전: 소화효소 부족, 장내 유익균의 불균형, 스트레스 등이 주요 원인
- 상담 가이드: 식사 후 가벼운 운동 권장, 규칙적인 식사 시간 확보, 소식, 음식 일기 작성
- 추천 처방:

  - 프로바이오틱스 (장내 미생물 균형 개선)

  - 소화효소 (Pancreatic Enzymes, Amylase, Protease, Lipase 등) (소화력 증진)

  - 민트 추출물 (속쓰림 완화)

18. 소화 장애 및 구토 (성별: 모두, 연령대: 20대 ~ 50대)

- 호소 증상: 구토, 더부룩함, 소화불량
- 증상 기전: 소화효소 부족, 과식, 위장 질환
- 상담 가이드: 식사 조절, 과식 피하기
- 추천 처방:

  - 소화효소 (소화 촉진)

  - 페퍼민트 오일 (구토 완화)

  - 생강 (소화불량 개선)

19. 손톱 및 발톱 문제 (성별: 모두, 연령대: 30대 ~ 50대)

- 호소 증상: 손톱 및 발톱의 갈라짐, 깨짐, 색 변화
- 증상 기전: 비타민 및 미네랄 부족, 갑상선 문제, 감염
- 상담 가이드: 손톱 및 발톱의 보호 관리, 균형 잡힌 식사
- 추천 처방:

  - 비타민 E (세포 재생)
  - 비오틴 (손톱 및 모발 건강)
  - 아연 (손톱 건강 유지)

20. 심리적 긴장과 스트레스 (성별: 모두, 연령대: 20대 ~ 40대)

- 호소 증상: 불안, 과도한 생각, 짜증, 집중력 저하
- 증상 기전: 과도한 업무, 사회적 압박, 신체적 피로
- 상담 가이드: 스트레스 해소 방법 교육(명상, 심호흡)
- 추천 처방:

  - 아슈와간다 (스트레스 완화)
  - 테아닌 (긴장 완화)
  - 로디올라 (정신적 스트레스 완화)
  - 마그네슘 (신경 안정)

21. 알레르기 비염 (성별: 모두, 연령대: 20대 ~ 40대)

- 호소 증상: 콧물, 재채기, 코 막힘
- 증상 기전: 환경 알레르기, 면역 과민 반응

- 상담 가이드: 알레르기 유발 물질 피하기, 집안 청소 및 환기
- 추천 처방:
  - 비타민 C (면역력 강화)
  - 황기 (면역 기능 개선)
  - 프로바이오틱스 (면역 균형 유지)
  - 홍삼 (면역력 증진 및 항염 작용)
  - 감태추출물 (염증 반응 감소)

22. 어지럼증 (성별: 모두, 연령대: 40대 ~ 60대)

- 호소 증상: 머리가 어지럽고 불안정한 느낌
- 증상 기전: 혈압 변화, 귀 내부 문제, 스트레스
- 상담 가이드: 충분한 수분 섭취, 일어날 때 천천히, 혈압 관리
- 추천 처방:
  - 은행잎 추출물 (말초 혈액순환 개선)
  - 오메가-3 지방산 (뇌 혈액 순환 개선)
  - 철분 (빈혈 예방 및 산소 공급 향상)
  - 마그네슘 (혈관 이완 및 근육 긴장 완화)
  - 비타민 B군 (특히 B6) (신경전달물질 합성)

23. 여드름 (성별: 모두, 연령대: 10대 후반 ~ 30대)

- 호소 증상: 얼굴, 목, 어깨, 등 부위에 여드름 발생
- 증상 기전: 호르몬 변화(특히 사춘기, 월경 주기), 피지 과다 분비, 스트레스, 식습관 불균형

- 상담 키워드: 피부 관리, 과도한 세안 자제, 스트레스 감소, 균형 잡힌 식사
- 추천 처방:
  - 아연 (여드름 완화)
  - 비타민 A (피부 건강을 개선하고 피지 분비 조절)
  - 비타민 C (염증 감소와 피부 회복 촉진)

24. 염증성 장질환 (성별: 모두, 연령대: 20대 ~ 40대)

- 호소 증상: 복통, 설사, 배변 시 통증, 체중 감소
- 증상 기전: 면역 시스템의 과도한 반응, 장내 유해균의 불균형, 유전적 요인
- 상담 키워드: 저염식, 스트레스 관리, 장내 미생물균형 개선
- 추천 처방:
  - 프로바이오틱스 (장내 유익균을 보충하여 장 건강을 개선)
  - 알로에 (염증 완화 및 장 점막 보호)
  - 오메가-3 지방산 (장염증을 감소)

25. 위장염증 (성별: 모두, 연령대: 20대 ~ 40대)

- 호소 증상: 구토, 복통, 설사
- 증상 기전: 바이러스 감염, 장내 세균 불균형
- 상담 가이드: 가벼운 식사, 수분 섭취 권장, 음식 일기 작성
- 추천 처방:
  - 프로바이오틱스 (장 건강 개선)
  - 미네랄 보충제 (체내 수분 균형 유지)
  - 알로에겔 (위 점막 보호)

- 감초 추출물 (위 점막 보호 및 염증 완화)

- L-글루타민 (장 점막 회복)

- 비즈왁스 알코올 (위 점막 보호)

26. 전립선 이상 (성별: 남성, 연령대: 40대 ~ 80대)

- 호소 증상: 배뇨 빈도 증가, 배뇨시 불편감, 소변이 약하고 끊어짐 잔뇨감
- 증상 기전: 전립선 비대, 전립선 염증, 호르몬 불균형, 혈액순환 저하
- 상담 가이드: 규칙적인 배뇨 습관 유지, 과음이나 흡연 줄이기, 정기 검진
- 추천 처방:

  - 쏘팔메토 (전립선 비대증 증상을 완화, 배뇨 개선)

  - 라이코펜 (항산화 작용으로 전립선 건강에 도움)

  - 아연 (전립선 기능 지원)

27. 혈당 스파이크 (성별: 모두, 연령대: 30대 ~ 50대)

- 호소 증상: 급격한 피로감, 과도한 갈증, 자주 화장실 가기
- 증상 기전: 인슐린 저항성, 과도한 탄수화물 섭취, 불규칙한 식사
- 상담 키워드: 균형 잡힌 식사(저혈당지수 식품), 운동 및 체중 관리, 스트레스 관리
- 추천 처방:

  - 계피 (혈당 수치 개선)

  - 크롬 (인슐린 감수성을 향상)

  - 비타민 D (혈당 조절)

  - 바나바잎 추출물 (식후 혈당 상승 억제)

- 여주 추출물 (혈당 조절)

- 구아바잎 추출물 (식후 혈당 상승 억제)

- 크롬 (인슐린 작용 개선)

28. 혈압 이상 (성별: 모두, 연령대: 40대 ~ 60대)

- 호소 증상: 두통, 현기증, 가슴 답답함
- 증상 기전: 나이, 스트레스, 염분 섭취 과다
- 상담 가이드: 저염식, 규칙적인 운동, 체중 조절
- 추천 처방:

  - 오메가-3 지방산 (심혈관 건강 증진)

  - 홍삼 (혈압 안정화)

  - 코엔자임 Q10 (혈압 감소)

  - 칼륨 (나트륨 배설 촉진)

  - L-아르기닌 (혈관 확장)

29. 혈중 지질 이상 (성별: 모두, 연령대: 40대 ~ 70대)

- 호소 증상: 피로감, 체중 증가, 식사 후 불편함
- 증상 기전: 고지방 식사, 운동 부족, 유전적 요인, 비만
- 상담 키워드: 균형 잡힌 식사, 운동 습관 개선, 지방 섭취 조절, 체중 관리
- 추천 처방:

  - 오메가-3 지방산: (중성지질 및 LDL 감소에 도움)

  - 아티초크: (간 기능을 돕고 지질 수치를 조절)

  - 알파-리포산: (항산화 작용을 통해 지질 관리에 도움)

  - 폴리코사놀: (LDL 수치 감고, HDL 수치 증가 및 혈압조절에도 도움)

30. 체력 저하 (성별: 모두, 연령대: 20대 ~ 40대)

- 호소 증상: 체력 저하, 쉽게 피로해짐
- 증상 기전: 불규칙한 생활 습관, 스트레스, 영양 부족
- 상담 가이드: 규칙적인 운동, 충분한 휴식, 스트레스 관리
- 추천 처방:

    - 홍삼 (체력 증진 및 피로 회복)

    - 마카 (체력 및 에너지 증진)

    - 비타민 B군 (에너지 생산 지원)

    - 단백질 (근육 회복 및 체력 증진)

31. 체중 감소 (성별: 모두, 연령대: 50대 이상)

- 호소 증상: 이유 없는 체중 감소, 피로감
- 증상 기전: 대사 속도 감소, 식사 부족, 만성 질환
- 상담 가이드: 체중 모니터링, 균형 잡힌 식사, 규칙적인 운동
- 추천 처방:

    - 단백질 보충제 (근육량 유지)

    - 비타민 B군 (에너지 대사 촉진)

    - 오메가-3 지방산 (체중 관리 지원)

    - L-카르니틴 (지방 대사 촉진)

    - 코엔자임 Q10 (세포 에너지 생성)

    - 프리바이오틱스 & 프로바이오틱스 (영양 흡수 개선)

32. 체중 증가 (성별: 여성, 연령대: 30대 후반 ~ 50대)

- 호소 증상: 체중이 증가하고 운동을 해도 효과를 보지 못하는 경우
- 증상 기전: 호르몬 불균형, 기초대사량 저하, 스트레스, 식습관
- 상담 가이드: 식사 조절 및 운동 습관 개선, 스트레스 관리
- 추천 처방:

  - 녹차 추출물 (체지방 감소)
  - CLA (공액리놀레산) (지방 분해)
  - 가르시니아 캄보지아 (식욕 억제)
  - L-카르니틴 (지방 대사 촉진)
  - 난소화성 말토덱스트린 (식후 혈당 상승 억제)

33. 치아 및 잇몸 건강 (성별: 남성/여성, 연령대: 20대 ~ 60대)

- 호소 증상: 잇몸 출혈, 붓기, 통증, 치아 민감도 증가, 시린 느낌, 입 냄새, 치석, 씹을 때 통증
- 증상 기전: 치주염, 치석과 플라그 축적, 치아의 마모, 구강 건조증, 영양 부족
- 상담 가이드: 규칙적인 칫솔질과 치실 사용, 정기적인 치과 검진, 구강 건조증 관리
- 추천 처방:

  - 비타민 C (치주염 예방)
  - 칼슘과 비타민 D (치아의 강도를 높이고 잇몸 강화)
  - 프로폴리스 (항균, 항염증)
  - 녹차 추출물: (항염 및 항산화 기능)
  - 자일리톨 (충치 예방, 구강 건강 증진)

34. 탈모 (성별: 남성, 연령대: 20대 후반 ~ 40대 초반)

- 호소 증상: 머리카락이 빠짐, 두피가 드러남
- 증상 기전: 유전적 요인, 남성 호르몬인 디하이드로테스토스테론(DHT)의 증가, 영양 부족
- 상담 가이드: 두피 관리, 스트레스 관리, 영양 부족 개선
- 추천 처방:

  - 비타민 B군 (모발 성장 촉진)

  - 판토텐산 (모발 건강 유지)

  - 아연 (모발 강도 증가)

  - 맥주효모 (비오틴 함유) (모발 성장 및 두피 건강)

  - L-시스틴 (케라틴 합성 촉진)

35. 피로감 (성별: 모두, 연령대: 20대 후반 ~ 40대 초반)

- 호소 증상: 지속적인 피로감, 낮은 에너지 수준, 집중력 저하
- 증상 기전: 과중한 업무, 스트레스, 불규칙한 수면, 영양 결핍 등이 복합적으로 작용하여 체내 에너지 생산이 감소함
- 상담 가이드: 수면 패턴 점검, 스트레스 관리법 안내, 균형 잡힌 식사 강조
- 추천 처방:

  - 비타민 B군 복합체 (에너지 생성 촉진)

  - 마그네슘 (스트레스 완화)

  - 아연 (피로 개선)

  - 홍경천 (피로개선)

  - 코엔자임 Q10 (세포 에너지 생성)

36. 피부 염증 (성별: 모두, 연령대: 20대 ~ 40대)

- 호소 증상: 여드름, 피부 발진, 붉어짐
- 증상 기전: 호르몬 불균형, 염증 반응, 세균 감염
- 상담 가이드: 세안 및 피부 관리, 고지방 음식 제한, 스트레스 감소
- 추천 처방:

  - 비타민 A (레티놀) (피부 재생 촉진)
  - 오메가-3 지방산 (염증 완화)
  - 녹차 추출물 (항염증 작용)

37. 피부 건조 (성별: 모두, 연령대: 40대 ~ 60대)

- 호소 증상: 피부가 건조하고 거칠어짐, 가려움증
- 증상 기전: 나이, 환경적 요인, 수분 부족
- 상담 가이드: 피부 보습 관리, 적절한 수분 섭취
- 추천 처방:

  - 콜라겐 (피부 탄력 개선)
  - 비타민 E (피부 보호)
  - 히알루론산 (수분 공급)

38. 면역력 저하

- 호소 증상: 잦은 감기, 피로감, 상처 회복 지연, 입맛 감소, 피부 트러블
- 증상 기전: 스트레스, 불규칙한 생활, 영양 부족, 과도한 음주 및 흡연, 수면 부족

- 상담 가이드: 충분한 수면, 규칙적인 운동 (하루 30분 이상), 수분 섭취와 휴식, 스트레스 관리(명상 등) 균형 잡힌 식사 (비타민 C, D, 아연 등 포함)
- 추천 처방:
  - 비타민 C (면역력 강화, 항산화 효과)
  - 아연 (면역세포 기능 강화)
  - 프로폴리스 (항균, 항염 효과)
  - 홍삼 (피로 회복 및 면역력 증진)
  - 엘더베리 추출물 (항바이러스 효과)
  - 에키나시아 (면역력 강화, 감기 예방)

39. 아이 키 성장

- 호소 증상: 신체 발육 지연, 키 성장 둔화, 체중 미달, 성장통
- 증상 기전: 성장호르몬 (GH)과 성호르몬이 불균형, 영양 부족, 운동 부족, 수면 부족, 유전적 요인
- 상담 가이드: 규칙적인 운동 (특히 스트레칭 및 체조), 균형 잡힌 식사, 충분한 수면 (성장호르몬 분비 촉진), 햇볕에 노출 (비타민 D 생성)
- 추천 처방:
  - 칼슘 (뼈 성장 촉진)
  - 비타민 D (칼슘 흡수 촉진)
  - 아연 (성장에 중요한 미네랄, 면역력 강화)
  - 글루타민 (근육 성장 및 회복 도움)
  - 단백질 보충제 (근육 및 신체 성장에 필수적)

40. 청소년의 정신 건강

- 호소 증상: 우울감, 불안, 스트레스, 집중력 저하, 과민반응, 수면 문제, 사회적 고립
- 증상 기전: 호르몬 변화, 학업, 친구 관계, 진로 문제, 부모와의 갈등, 학교 생활
- 상담 가이드: 스트레스 관리 기법 (심호흡, 명상, 운동 등), 부모와의 개방적인 소통, 충분한 수면, 규칙적인 운동
- 추천 처방:
    - 아슈와간다 (스트레스 감소, 불안 완화)
    - 마그네슘 (불안과 스트레스 완화, 수면 개선)
    - 오메가-3 지방산 (뇌 건강과 정신적 안정)
    - 발레리안 루트 (수면 문제 해결 및 불안 완화)
    - 비타민 B군 (정신 건강 및 에너지 증진)

참 고 문 헌

김동현, 김주신, & 이주연. (2015). 의약품-건강기능식품 상호작용에 관한 연구 동향. 대한약학회지, 59(3), 157-165.

문범수, 김미리. (2019). 영양과 건강기능식품. 광문각.

송봉준. (2019). 건강기능식품학. 교보문고.

식품의약품안전처. (n.d.). https://www.mfds.go.kr

식품안전나라. (n.d.). https://www.foodsafetykorea.go.kr

질병관리청. (n.d.) https://www.kdca.go.kr

한국소비자원(KCA): https://www.kca.go.kr

Agren, J. J., Hanninen, O., Julkunen, A., & Fogelholm, M. (1997). Dietary n-3 fatty acids reduce plasma levels of prostaglandin F2α metabolite in humans. Prostaglandins, Leukotrienes and Essential Fatty Acids, 57(4), 419-421.

American Diabetes Association Professional Practice Committee. (2025). Improving care and promoting health in populations: Standards of care in diabetes-2025. Diabetes Care, 48(Supplement_1), S14-S26.

Aranow, C. (2011). Vitamin D and immune function. Journal of Investigative Medicine, 59(6), 881-886.

Balk, E. M., Lichtenstein, A. H., Chung, M., Kupelnick, B., Chew, P., & Lau, J. (2006). Effects of omega-3 fatty acids on cardiovascular risk factors and intermediate markers of cardiovascular disease. Agency for Healthcare Research and Quality.

Borrelli, F., & Izzo, A. A. (2009). Herb-drug interactions with St John's wort (Hypericum perforatum): An update on clinical observations. Fitoterapia, 80(1), 16-25.

Broad, E. M., Maughan, R. J., & Galloway, S. D. (2008). Carbohydrate, protein, and fat metabolism during exercise after oral carnitine supplementation in humans. International Journal of Sport Nutrition and Exercise Metabolism, 18(6), 567-584.

Bruno, R. S., Leonard, S. W., Atkinson, J., Montine, T. J., Ramakrishnan, R., Bray, T. M., & Traber, M. G. (2006). Faster plasma vitamin E disappearance in smokers is normalized by vitamin C supplementation. Free Radical Biology and Medicine, 40(4), 689-697.

Calder, P. C. (2017). Omega-3 fatty acids and cardiovascular disease: Evidence explained and mechanisms explored. Clinical Science, 131(1), 1-11.

Carr, A. C., & Vissers, M. C. (2013). Synthetic or food-derived vitamin C—Are they equally bioavailable? Nutrients, 5(11), 4284-4304.

Choi, F. D., Sung, C. T., Juhasz, M. L., & Mesinkovska, N. A. (2019). Oral collagen supplementation: A systematic review of dermatological applications. Journal of Drugs in Dermatology, 18(1), 9-16.

Codex Alimentarius Commission. (2019). General principles for establishing nutrient reference values for vitamins and minerals for the general population. FAO/WHO. Retrieved from https://www.fao.org/codex

Corey, G., Corey, M. S., & Callanan, P. (2014). Issues and ethics in the helping professions (9th ed.). Cengage Learning.

Czeizel, A. E., & Dudás, I. (1992). Prevention of the first occurrence of neural-tube defects by periconceptional vitamin supplementation. New England Journal of Medicine, 327(26), 1832–1835.

Didari, T., Solki, S., Mozaffari, S., Nikfar, S., & Abdollahi, M. (2014). Probiotics in gastrointestinal disorders. Middle East Journal of Digestive Diseases, 6(3), 133–140.

Dyerberg, J., Madsen, P., Møller, J. M., Aardestrup, I., & Schmidt, E. B. (2010). Bioavailability of marine n-3 fatty acid formulations. Prostaglandins, Leukotrienes and Essential Fatty Acids, 83(3), 137–141.

Egan, G. (2013). The skilled helper: A problem-management and opportunity-development approach to helping (10th ed.). Cengage Learning.

Geller, A. I., Shehab, N., Weidle, N. J., Lovegrove, M. C., Wolpert, B. J., Timbo, B. B., Mozersky, R. P., & Budnitz, D. S. (2016). Dietary supplements: Regulatory challenges and research resources. Medical Clinics of North America, 100(6), 1185–1198.

Hathcock, J. N. (2001). Vitamin and mineral safety (2nd ed.). Council for Responsible Nutrition.

Holick, M. F. (2007). Vitamin D deficiency. New England Journal of Medicine, 357(3), 266–281.

Hyman, M. (2021). The Pegan diet: 21 practical principles for reclaiming your health in a nutritionally confusing world. Little, Brown Spark.

Jackson, R. D., & Mysiw, W. J. (2014). Calcium and vitamin D supplementation in osteoporosis. Annual Review of Medicine, 65, 485–496.

Kim, D., Kim, J., & Lee, J. (2015). 의약품-건강기능식품 상호작용에 관한 연구 동향. 대한약학회지, 59(3), 157–165.

Martineau, A. R., Jolliffe, D. A., Hooper, R. L., Greenberg, L., Aloia, J. F., Bergman, P., ... & Griffiths, C. J. (2017). Vitamin D supplementation to prevent acute respiratory infections: Systematic review and meta-analysis of individual participant data. BMJ, 356, i6583.

Mason, P. (2011). Dietary supplements. Pharmaceutical Press.

Michael Murray. (2015). 자연치유 요법. 전나무숲.

Miller, W. R., & Rollnick, S. (2012). Motivational interviewing: Helping people change (3rd ed.). Guilford Press.

Mine, Y., Shahidi, F. (2006). Nutraceuticals and functional foods. Wiley-Blackwell.

Ministry of Food and Drug Safety (MFDS). (2023). Guidelines on the safety and labeling of health functional foods. Retrieved from https://www.mfds.go.kr

Moore, T. J., & Mattison, D. R. (2018). Adult utilization of pharmaceutical drugs and associated costs, 2013-2016. JAMA Network Open, 1(5), e182572.

Morris, C. A., & Avorn, J. (2003). Ethical issues in the use of dietary supplements. American Journal of Medicine, 115(6), 478-480.

Mozaffarian, D., & Wu, J. H. (2011). Omega-3 fatty acids and cardiovascular disease: Effects on risk factors, molecular pathways, and clinical events. Journal of the American College of Cardiology, 58(20), 2047-2067.

Ouwehand, A. C., Salminen, S., & Isolauri, E. (2002). Probiotics: An overview of beneficial effects. International Journal of Food Microbiology, 87(3), 279-290.

Posadzki, P., Watson, L., & Ernst, E. (2013). Herb-drug interactions: An overview of systematic reviews. British Journal of Clinical Pharmacology, 75(3), 603-618.

Patrick L. Finney (2019). Introduction to Functional Food Science. Food Science Publisher.

Pawlak, R., Lester, S. E., & Babatunde, T. (2013). The prevalence of cobalamin deficiency among vegetarians assessed by serum vitamin B12: A review of literature. European Journal of Clinical Nutrition, 68(5), 541-548.

Pludowski, P., Holick, M. F., Pilz, S., Wagner, C. L., Hollis, B. W., Grant, W. B., ... & Żmijewski, M. A. (2013). Vitamin D effects on musculoskeletal health, immunity, autoimmunity, cardiovascular disease, cancer, fertility, pregnancy, dementia, and mortality—A review of recent evidence. Autoimmunity Reviews, 12(10), 976-989. https://doi.org/10.1016/j.autrev.2013.02.004

Proksch, E., Schunck, M., Zague, V., Segger, D., Degwert, J., & Oesser, S. (2014). Oral intake of specific bioactive collagen peptides reduces skin wrinkles and increases dermal matrix synthesis. Skin Pharmacology and Physiology, 27(3), 113-119.

건강기능식품 상담의 기술 :
판매 전문가를 위한 마스터 북

초판 1쇄 인쇄 2025년 5월 1일
초판 1쇄 발행 2025년 5월 8일

저　　자 | 주경미
발 행 인 | 정동명
인 쇄 소 | 재능인쇄

펴 낸 곳 | (주)동명북미디어 도서출판 정다와
주　　소 | 경기도 과천시 뒷골1로 6 용마라이프 B동 2층
전　　화 | 02-3481-6801
팩　　스 | 02-6499-2082
홈페이지 | www.dmbook.co.kr / kmpnews.co.kr

출판신고번호 | 2008-000161
ISBN | 978-89-6991-051-6
정가 24,000원

※이 책은 저작권법에 따라 보호받는 저작물이므로 무단전재와 무단복제를 금합니다. 이 책 내용의 일부 또는 전부를 사용하려면 반드시 <도서출판 정다와>의 서면 동의를 받아야 합니다.
※잘못된 책은 구입하신 서점에서 바꾸어 드립니다.